Hans Wagner

Natürliche Stärkung für die
Nerven

Die besten Heilpflanzen, Gemüse und Aromaöle für ein kräftiges Nervenkostüm.
Rezepturen gegen Erschöpfung, depressive Verstimmungen, Stress, Schlafstörungen und Angst

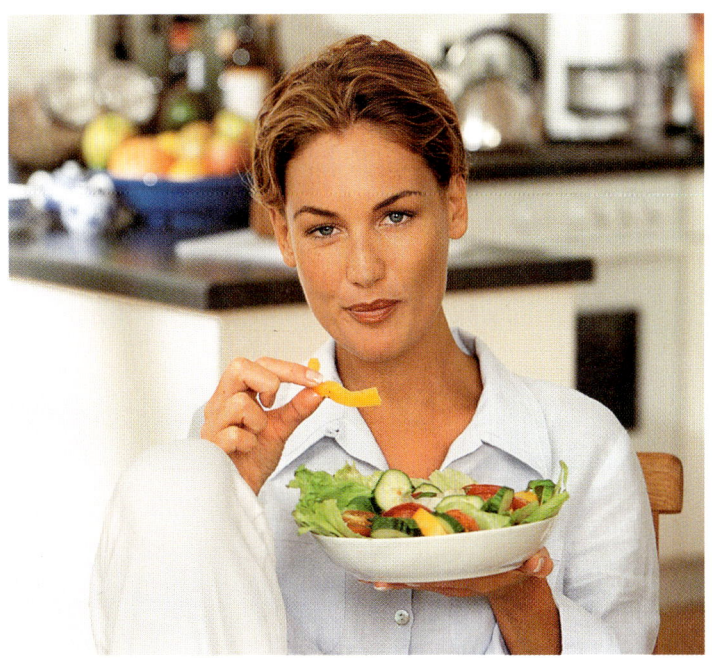

SÜDWEST

Inhalt

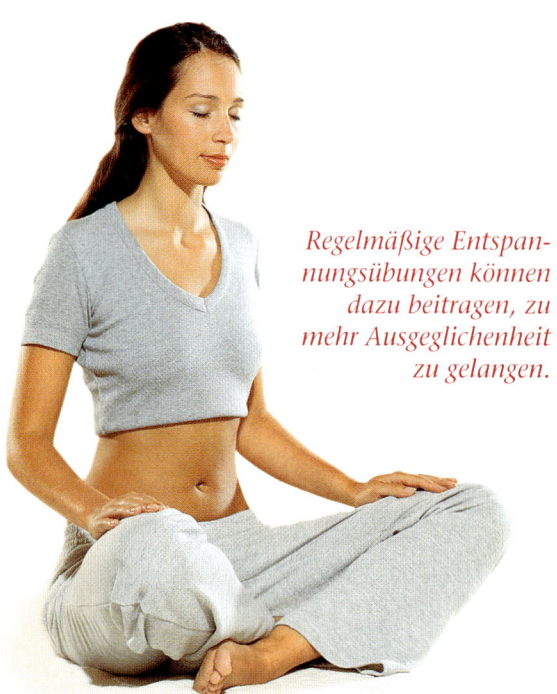

Regelmäßige Entspannungsübungen können dazu beitragen, zu mehr Ausgeglichenheit zu gelangen.

Johanniskraut ist ein bekanntes und wirksames Mittel, um Stimmungstiefs wirkungsvoll zu bekämpfen.

86 Die Wochenkur für die Erholung Ihrer Nerven

Eine genaue Anleitung zur Nervenregeneration mit vielen Rezepten und wirkungsvollen Atem- und Entspannungsübungen.

60 Nervliche Erschöpfung und Schlafstörungen

Schlaf ist die wichtigste Energiequelle. Doch nicht für jeden ist erholsamer Schlaf etwas Selbstverständliches.

76 Entspannung für strapazierte Nerven

Entspannung kann man lernen. Entspannungstechniken helfen, Körper und Geist fallen zu lassen.

Im Mittelalter galt die Artischocke nicht als Nervennahrung, sondern als Aphrodisiakum.

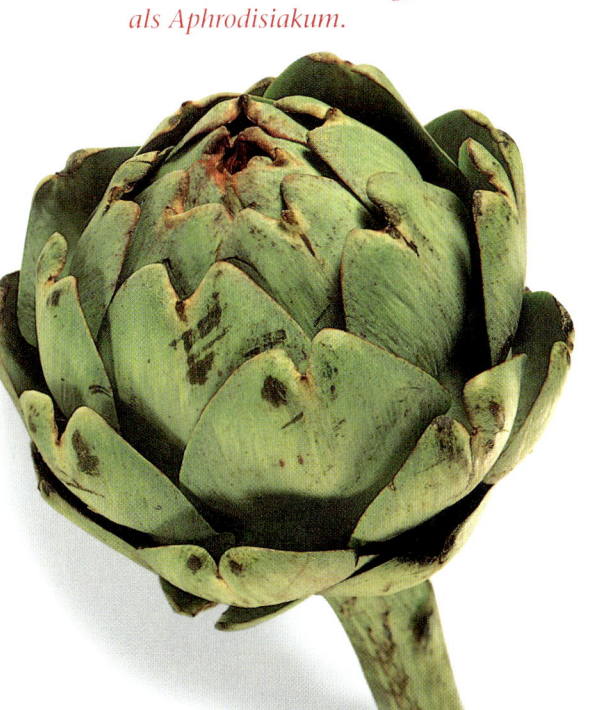

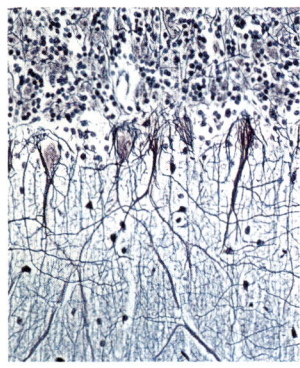

Das zentrale Nervensystem setzt sich aus Milliarden Nervenzellen (Neuronen) zusammen.

Die Nerven – das Netzwerk des Körpers

Noch nie war der Mensch so vielen Reizen ausgesetzt wie in der heutigen Zeit. Die ständige Informationsflut durch Zeitungen, Radio, Fernsehen und Multimedia; Lärm auf den Straßen, in Fabriken, am Arbeitsplatz. Selbst im Urlaub kommen wir nicht zur Ruhe; Freizeitstress ist angesagt, Besichtigungen, Nightlife – alles muss in kurzer Zeit bewältigt werden. Und Schlaf, den Körper und Geist gerade dann so dringend nötig hätten, gönnen wir uns auch nur so viel, dass es gerade reicht, um die Nerven nicht völlig zu verlieren. In den Industriestaaten hat die Schlafdauer der Menschen in den vergangenen 20 Jahren um rund 30 Minuten pro Nacht abgenommen.

Die Funktion der Nerven

All diese Reize, denen wir uns täglich aussetzen, müssen von unseren Nerven weitergeleitet und verarbeitet werden. Die Nerven übermitteln alle Informationen an andere Zellen im Körper; sie leiten Sinneseindrücke zu Gehirn und Rückenmark und sind außerdem dafür zuständig, Befehle vom Gehirn an die Muskeln zu schicken, damit Bewegungen ausgeführt werden können.

Was die Nerven leisten

Im menschlichen Körper gibt es zwei Nervensysteme: das animale oder bewusste Nervensystem und das vegetative oder autonome Nervensystem.

Der menschliche Körper hat zwischen 30 und 40 Milliarden Nervenzellen. Zwei Drittel davon (rund 25 Milliarden) befinden sich allein im Gehirn. Jede menschliche Nervenzelle ist mit etwa 25 000 anderen direkt verbunden. Eine einzelne Nervenzelle verarbeitet zehn Milliarden Informationssignale pro Sekunde. Die Gesamtlänge aller Nervenfasern (die Verbindungen der Nervenzellen zu den Organen) beträgt mehr als

700 000 Kilometer. Die Leistungsgeschwindigkeit (der Informationsfluss über das Nervensystem zwischen Sinnesorgan, Gehirn und Muskeln) ist dennoch niedriger als beim elektrischen Strom. So beträgt die Geschwindigkeit beispielsweise in den Empfindungsnerven bis zum Gehirn 15 bis 40 Meter pro Sekunde (54 bis 144 Stundenkilometer), vom Gehirn zu den Muskeln 50 bis 120 Meter pro Sekunde (180 bis 432 Stundenkilometer).

Das Nervensystem reguliert die Funktion aller Organe und verbindet ihre Leistungen zu einer aufeinander abgestimmten, harmonischen Einheit. Alle Nervenzellen stehen über ihre Ausläufer mit anderen Zellen, beispielsweise mit Nerven-, Drüsen-, Muskel- und Sinneszellen, ständig in Verbindung.

Spezialisierte Zellen

Zum Nervensystem gehören auch spezialisierte Zellen, die nur für ganz bestimmte Reize zuständig sind. Man nennt diese Zellen Rezeptoren. Es gibt beispielsweise Rezeptoren für die Eingeweide (so genannte Viszerorezeptoren), für die Muskeln, Sehnen und Gelenke (Propriorezeptoren), für die Gleichgewichtsorgane (Labyrinthrezeptoren), für die Hautfunktionen (Exterorezeptoren) sowie für Augen und Ohren (Telerezeptoren).

Im menschlichen Ohr sorgen beispielsweise etwa 3000 solcher Zellen dafür, dass wir die verschiedenen Tonfrequenzen wahrnehmen können. Die für uns tiefste hörbare Frequenz liegt bei 16 Hertz, das sind 16 Schwingungen pro Sekunde. Die höchste wahrnehmbare Frequenz hat 21 000 Hertz.

Komplizierte organische Strukturen

Nerven sind komplizierte organische Strukturen und bestehen außerdem aus dem empfindlichsten Gewebe des Körpers. Schon eine kurzfristige Unterbrechung der Sauerstoffzufuhr kann sie empfindlich schädigen oder zerstören. Ein Grund mehr, sich um diese empfindlichen Strukturen zu kümmern.

Der Hörnerv leitet Töne und Geräusche zur Hirnrinde – erst wenn sie dort angekommen sind, ist es uns möglich, sie auch bewusst wahrzunehmen.

5

Ein durch Fehlhaltung »eingeschlafener« Arm scheint wie ein Fremdkörper an der eigenen Schulter zu hängen. Das seltsame Gefühl, für kurze Zeit keine Kontrolle über Muskeln, Sehnen und Tastsinn zu haben, führt die wichtige Rolle der Nerven vor Augen.

Die meisten Nervenzellen haben viele kurze Ausläufer, die sich stark verzweigen und mit den Ausläufern anderer Nervenzellen verknüpfen. Andere Nervenzellen haben lange Fasern als Fortsätze, die einen Meter Länge und mehr erreichen können. Sie sind dünner als jedes Haar. Die Nervenzellen durchziehen zu Bündeln zusammengefasst als Nervenstränge den gesamten Körper. Diese Bündel bestehen aus Tausenden von gleichlaufenden Nervenfasern, die alle gegeneinander isoliert und von einer gemeinsamen Hülle umgeben sind, wie ein Elektrokabel. Über diese Verkabelung werden Sinneseindrücke wie Riechen, Schmecken, Sehen und Tasten entweder über das zentrale Nervensystem im Rückenmark oder direkt ins Gehirn geleitet.

Die dafür zuständigen Leitungen sind die Empfindungsfasern. Bewegungsfasern übertragen dagegen die vom Gehirn kommenden Befehle auf Muskeln und Drüsen.

Zerstörte Nervenfasern

Werden Empfindungsfasern zerstört (durchtrennt), hat man an der Körperstelle, von der die Fasern herkommen, kein Gefühl mehr. Werden Bewegungsfasern unterbrochen, bleibt der davon betroffene Muskel bewegungslos. Bei Unterbrechungen im Rückenmarkskanal kommt es zur Querschnittslähmung. Wird durch einen über längere Zeit ausgeübten Druck auf einen Nerv eine Leitung vorübergehend unterbrochen, »schläft« das betroffene Organ ein.

Das vegetative Nervensystem

Neben dem bewussten Nervensystem (das aus zentralem Nervensystem und peripherem Nervensystem besteht und mit dem Reize wahrgenommen und verarbeitet werden und die Motorik gesteuert wird) gibt es noch ein weiteres Nervensystem, das dem Willen nicht unterliegt und weitgehend autonom ist. Dieses so genannte vegetative Nervensystem steuert die inneren Organe, die Blutgefäße und die Schweißdrüsen der Haut. Dabei reguliert es automatisch die vegetativen Funktionen von Herz, Verdauungstrakt, Drüsen, Sexualorganen, Blutdruck, Körpertemperatur, Atmung, Wasser und Salzausscheidung. Dieser Teil des Nervensystems nimmt es uns ab, z. B. an das regelmäßige Atmen denken zu müssen oder an die Ausschüttung von Verdauungssäften beim Essen. Unterschieden wird dabei zwischen sympathischem und parasympathischem System, die gegensätzliche Wirkungen haben.

Während das sympathische (Sympathikus) System auf die meisten Organe anregend wirkt, werden sie vom parasympathischen System (Parasympathikus) bei Bedarf gebremst. Beide Systeme stehen über eine Koordinierungsstelle im Hirnstamm miteinander in Verbindung. Der Sympathikus wird durch das Hormon Adrenalin angeregt, der Parasympathikus durch das Azetylcholin (Neurotransmitter) reguliert.

Informationen werden übersetzt

Um Informationen, die von außen auf unseren Körper treffen, weiterleiten zu können, müssen sie in Reize übersetzt werden, die unsere Nerven verstehen können. Diese Umformung ist Aufgabe der Sinneszellen. Sie setzen chemische Substanzen frei, die elektrische Impulse auslösen, wodurch die Informationen weitergeleitet werden. Diese elektrischen Impulse, die zur Weiterleitung der Erregung erforderlich sind, entstehen durch die Verlagerung von Natrium- und Kaliumionen an der Nervenoberfläche. Unmittelbar nach der Erregung ist der Nerv »ermüdet«. Er braucht allerdings nur eine tausendstel Sekunde Zeit, bis er wieder erholt und leitfähig ist.

Die von unseren Sinnesorganen kommenden Nervenbahnen führen zu ganz bestimmten Stellen der Großhirnrinde, den Sinneszentren. Dort wird die ankommende Nervenerregung in die entsprechende Empfindung übersetzt. Sinneszellen sprechen auf Reize nur an, wenn diese eine bestimmte Stärke haben und über eine bestimmte Zeitdauer einwirken, und sie können nur dann empfunden werden, wenn sie die Reizschwelle der Sinneszellen überschreiten. Diese Reizschwelle liegt bei den spezifischen Sinneszellen, die vor allem für bestimmte Reize zuständig sind, weit niedriger als für andere Reize, die zusätzlich auf

Viele nervöse Störungen haben ihre Ursache darin, dass das harmonische Wechselspiel zwischen Sympathikus und Parasympathikus aus dem Gleichgewicht geraten ist. Dies geschieht z. B. durch Stress, der lange Zeit auf einen Menschen einwirkt.

sie einwirken. Wirken allerdings sehr starke Reize über einen längeren Zeitraum auf solche spezifischen Sinneszellen ein, können sie ermüden. Aus diesem Grund werden starke Gerüche nach einiger Zeit nicht mehr wahrgenommen. Andererseits können sich unsere Sinneszellen auch sehr gut anpassen, wenn nur sehr schwache Reize auf sie treffen. Dadurch ist es beispielsweise unseren Augen möglich, sich an schwaches Licht oder gar an Dunkelheit anzupassen.

Energie für die Nerven

Natürlich verbrauchen die Erregungsleitungen der Nerven auch Energie. Diese bekommen sie durch die gleiche Substanz, die auch unsere Muskeln bei ihrer Arbeit mit Energie versorgt: durch die Adenosintriphosphorsäure. Das ist eine sehr energiereiche Verbindung, die durch Verbrennung von Kohlenhydraten und Fett entsteht. Sie liefert die Energie, die nötig ist, um die elektrischen Abläufe bei der Nervenarbeit zu ermöglichen. Da diese Energieumwandlung viel Sauerstoff verbraucht, wird das Nervensystem besonders stark mit Blut versorgt. Steht jedoch wenig Sauerstoff zur Verfügung, wird das Nervensystem gelähmt. Die Folge ist u. a. Bewusstlosigkeit.

> Die Reizschwelle der Sehnerven kann sogar soweit herabgesetzt werden, dass die Lichtempfindlichkeit der Augen bis auf das 8000fache steigt.

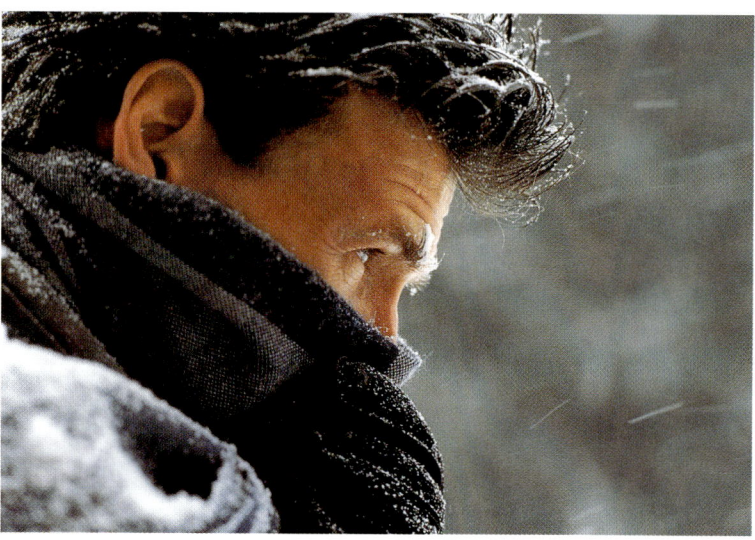

Wind und Wetter können nicht nur auf das Gemüt, sondern auch auf die Tätigkeit unseres Nervensystems einwirken. Die Widerstandskraft der Nerven sinkt, die Anfälligkeit für Erkrankungen steigt.

Die zentrale Instanz des Organismus

Die Leistung unseres Nervensystems ist auch von der Temperatur abhängig. Kälte hemmt die Tätigkeit des Systems. Dadurch sinken sowohl die Leitfähigkeit als auch das Empfindungsvermögen stark ab, das Immunsystem wird geschwächt, und die Anfälligkeit für Erkrankungen nimmt deutlich zu.

Auch wenn wir schlafen, ist die Tätigkeit unseres Nervensystems deutlich herabgesetzt. Bei einer Narkose kann sie vorübergehend sogar völlig aufgehoben werden, so dass wir keine Schmerzen spüren.

Ist der menschliche Organismus durch Hunger geschwächt, so wird das Nervensystem bis zuletzt – so gut es geht – versorgt und damit geschützt.

Die Nervenzellen eines Menschen wachsen etwa bis zum 20. Lebensjahr. Eine Neubildung findet dabei aber nicht statt, sondern lediglich die Größenanpassung des Netzes an die Körperentwicklung. Nervenzellen teilen sich im Gegensatz zu den übrigen Körperzellen nicht und bleiben während des gesamten Lebens erhalten. Dabei altern sie wie alle Strukturen unseres Organismus. Mangelhafte Beanspruchung bzw. Betätigung beschleunigt diesen Prozess.

Erneuerungsprozess

Verletzte Nervenfasern außerhalb des zentralen Nervensystems (Rückenmark und Gehirn) können sich erneuern. Wird beispielsweise ein Nerv durchtrennt, geht der vom Zellkörper abgetrennte Teil der Nervenfaser zugrunde und an seiner Stelle entstehen Bindegewebestränge. Der am Zellkörper verbliebene Stumpf der Nervenfaser kann jedoch wieder nachwachsen. Der sich regenerierenden Faser wird dabei durch die Bindegewebestränge der Weg zu dem Gebiet gewiesen, für das sie zuständig ist. Die Wachstumsgeschwindigkeit beträgt etwa einen Millimeter pro Tag (etwa drei Zentimeter im Monat). Bei sehr langen Nerven kann die Wiederherstellung deshalb einige Monate bis Jahre dauern. Das Nachwachsen durchtrennter Nervenfasern in Gehirn und Rückenmark ist jedoch nicht möglich.

Das Gehirn eines Erwachsenen wiegt im Durchschnitt etwa 1500 Gramm und besteht aus ungefähr 100 Milliarden Nervenzellen. Pro Tag sterben davon ca. 10000 Nervenzellen ab – im Verlauf eines Lebens ein nur sehr geringer Teil.

Der Verlauf der Nervenstränge

Die peripheren Nerven entspringen teilweise aus dem Gehirn, teilweise aus dem Rückenmark. Die Hirnnerven treten dabei an der Unterseite des Gehirns aus und gelangen durch die unteren Öffnungen des Schädels in den Bereich des Gesichts, zum Kehlkopf, in die benachbarten Organe, zur Nackenmuskulatur und zu Brust- und Baucheingeweiden. Es gibt insgesamt zwölf Paare von Hirnnerven: U. a. gibt es je zwei Riech- und Sehnerven und Hör- und Gleichgewichtsnerven, außerdem Hirnnerven, die genau die Muskeln versorgen, die zur Bewegung der Augen nötig sind, Nerven, die die Haut und die Schleimhäute im Bereich des Gesichts versorgen und Temperatur-, Schmerz- und Berührungsimpulse zum Gehirn weiterleiten, Nerven, die die Gesichts- und die Rachenmuskulatur versorgen, und ebenso Nerven, die für die Geschmacksempfindungen der Zunge und auch für die Zungenbewegung verantwortlich sind.

Aus der Wirbelsäule im Halsbereich, aus dem Rumpfbereich und aus dem Bereich der Lendenwirbel treten 31 Rückenmarksnervenpaare aus, die zur Haut, zu den Muskeln und zu den Gelenken führen.

Das vegetative Nervensystem besteht aus zwei Nervensträngen: dem Sympathikus, der vor allem vom Grenzstrang am Rückenmark gebildet wird, und dem Parasympathikus. Dieser Nervenstrang entspringt vor allem dem Vagusnerv (Nervus vagus), dem zehnten Hirnnerv.

Der lange Vagusnerv ist an der Funktion vieler wichtiger Organe beteiligt. Ein Zeichen für eine Störung dieses zehnten Hirnnervs kann z. B. chronische Heiserkeit sein, da einer der Nervenäste den Öffner der Stimmlippen versorgt.

Der »Nervus vagus«

Der lateinische Ausdruck »Nervus vagus« bedeutet »umherschweifend«. Tatsächlich macht dieser Nerv seinem Namen auch alle Ehre. Er zieht weit verzweigt durch Brust- und Bauchhöhle und bildet den Großteil des parasympathischen Nervensystems. Er versorgt:
▶ Die harte Hirnhaut der hinteren Schädelgrube
▶ Die Haut des äußeren Gehörgangs
▶ Die Muskeln von Gaumen, Schlund und Kehlkopf, ebenso von Luft- und Speiseröhre
▶ Die Brust- und Bauchorgane bis etwa in Höhe des quer verlaufenden Dickdarms und die Nieren

Das zentrale Nervensystem

Zusammen mit dem Rückenmark bildet das Gehirn das zentrale Nervensystem. Es liegt in der Schädelhöhle, berührt an keiner Stelle die Schädelknochen direkt, sondern wird durch die Hirnhäute von ihnen getrennt. Das so genannte Endhirn besteht aus den Basal- oder Stammganglien, die für die Bewegungsabläufe des Körpers (Motorik) verantwortlich sind, und aus dem Riechhirn.

Man bezeichnet das Endhirn auch als Großhirn, das aus zwei Hälften besteht. Die Großhirnrinde ist zwischen eineinhalb und fünf Millimeter dick. Die »graue« Rinde besteht aus Ansammlungen von Nervenzellen, die »weiße« Marksubstanz aus Nervenfasern. Die Großhirnrinde ist der Sitz des Bewusstseins, des Denkvermögens, der Willenskraft und des Gedächtnisses.

Die Aufteilung der Hirnhälften

Die beiden Hälften des Großhirns sind für die beiden Seiten unseres Körpers zuständig. Da sich aber die Nervenbahnen im Verlauf vom Gehirn zu den Gliedmaßen kreuzen, wird die linke Körperseite von der

Das Gehirn ist wie kein anderes Körperorgan auf eine reichliche Versorgung mit Sauerstoff angewiesen. Es verbraucht mehr als ein Sechstel der gesamten Sauerstoffaufnahme des Organismus.

Das Nervensystem ist dafür zuständig, Veränderungen innerhalb und außerhalb des Körpers wahrzunehmen, zu analysieren und darauf zu reagieren. Die Nervenaktivitäten werden mittels Impulse an die verschiedenen Organe weitergeleitet.

rechten Großhirnhälfte gesteuert, die rechte Körperseite von der linken Großhirnhälfte. Daher kommt es, dass bei einem Schlaganfall, der die rechte Körperseite gelähmt hat, der Gehirnschaden in der linken Großhirnhälfte lokalisiert ist. Da normalerweise das Sprachzentrum im Gehirn nur in der linken Großhirnhälfte voll ausgebildet ist, verursacht ein Schlaganfall, der die rechte Körperseite betrifft, im Allgemeinen auch erhebliche Sprachstörungen.

Die Zentrale für das Sehen

Das Zwischenhirn befindet sich zwischen den beiden Großhirnhälften. Hier sitzt z. B. der Sehhügel (Thalamus), die Zentrale für das Sehen (hier entspringt der Augennerv), für Lichtempfindungen, Geschmack, Farbe, Ton usw. Die Signale dafür werden an das Großhirn weitergegeben. Auch der Hypothalamus, die oberste Regulationszentrale für das vegetative Nervensystem, ist im Zwischenhirn angesiedelt. Außerdem befinden sich dort die Zirbeldrüse (Epiphyse) und die Hirnanhangsdrüse (Hypophyse), die viele wichtige Hormonfunktionen im Körper steuert.

Die Epiphyse gehört zu den so genannten endokrinen Drüsen. Sie produziert ein in seinen Wirkungen noch nicht vollständig erforschtes Hormon, das vermutlich bei der Geschlechtsentwicklung eine wichtige Rolle spielt.

Das Kleinhirn – Kontrollzentrum für die Körpermotorik

Im Mittelhirn, das zwischen dem Großhirn und dem Zwischenhirn eingebettet liegt, sind die Zentren der Bewegungsabläufe lokalisiert. Das Hinterhirn besteht aus der Brücke (Pons), die mit der Großhirn- und der Kleinhirnrinde verbunden ist. Im Kleinhirn (Cerebellum) liegt das Kontrollzentrum für die Körpermotorik. Es sammelt alle Informationen zu diesem Geschehen und leitet sie zur Großhirnrinde weiter. Das Nachhirn oder verlängerte Mark (Medulla oblongata) ist der direkt an das Rückenmark anschließende Gehirnabschnitt. Hier kreuzen viele der langen Nervenbahnen, die von den oberen Gehirnteilen kommen oder zu ihnen führen, auf die andere Seite hinüber. In diesem Abschnitt liegen das Atem- und das Kreislaufzentrum des Gehirns. Wenn hier Verletzungen oder Entzündungen entstehen, kann das Leben unmittelbar bedroht sein.

Wo die Gefühle herkommen

Zwischen dem Hirnstamm, der aus Mittelhirn, Brücke und verlängertem Mark gebildet wird, und dem Großhirn ist das limbische System angesiedelt. Hier haben viele elementare Gefühle ihren Ursprung, vor allem Liebe, Hass, Eifersucht und Verzweiflung. Störungen im limbischen System führen schnell zu Angst und Aggressivität. Zu nennen wäre auch noch die »Formatio reticularis«, ein System von Nervenzellen, das sich vom verlängerten Mark bis zum Zwischenhirn hinzieht. In diesem Geflecht von grauer und weißer Substanz wird u. a. der Schlaf- und Wachrhythmus gesteuert.

Nerven regeln die innere Uhr

Hinter der inneren Uhr unseres Körpers steckt ein winziges Nervenbündel. Es trägt die Bezeichnung »suprachiasmatischer Nucleus« (SCN). Seine Nervenzellen übermitteln chemische Botschaften nach einem festgelegten Plan. Etwa zwölf Stunden lang sind sie eingeschaltet, danach werden sie für zwölf Stunden abgestellt. Über diesen eingebauten Rhythmus verfügen im gesamten menschlichen Körper nur die SCN-Zellen. Solange sie abgeschaltet sind, ist der Organismus aktiv, nach dem Einschalten verfällt er in eine Ruhephase.

Sollen alle Körperzellen in diesen Ruhezustand versetzt werden, gibt der SCN über einen Nervenstrang unserer Zirbeldrüse im Gehirn das Signal, ein Hormon zu produzieren, das im Blutkreislauf zirkulieren und die Schlafbotschaft bis in den entferntesten Winkel des Körpers überbringen kann. Bei diesem Hormon handelt es sich um das vieldiskutierte Melatonin.

Die Verknüpfung mit der Tageszeit

Der SCN hält den Schlaf-wach-Rhythmus eisern ein. Dabei steht er jedoch von sich aus zunächst in keinerlei Beziehung zum Tageslicht. Unabhängig von Aufgang oder Untergang der Sonne würde er die innere Uhr stellen, wenn es nicht einen speziellen Nerv gäbe, der nun

Unser eingebauter »Timer«, der suprachiasmatische Nucleus (SCN), wurde aufgrund seiner Größe erst Mitte der achtziger Jahre von der Wissenschaft entdeckt. Der SCN sitzt im Gehirn direkt hinter den Augen.

seinerseits den SCN mit unseren Augen verbindet und ihn dadurch steuert. Wird es hell, übermittelt diese spezielle Nervenbahn dem SCN eine Botschaft, die ihn abstellt. Dadurch kann er nun keine Signale mehr an die Zirbeldrüse senden, und es wird kein Melatonin mehr produziert. Etwa zwölf Stunden später schaltet sich dann die innere Uhr von selbst wieder ein und sorgt für die Produktion des Schlaf- und Erholungshormons. Die Folge:

▶ Das Herz beginnt langsamer zu schlagen.
▶ Die Blutgefäße entspannen und weiten sich.
▶ Die Körpertemperatur sinkt langsam ab.
▶ Die Verdauung kommt zum Stillstand.

Unser gesamter Organismus erschlafft nun am Abend immer mehr und steuert auf den Schlaf zu.

Die ärztliche Diagnose »vegetative Dystonie« umfasst ein ganzes Bündel von Krankheitssymptomen, für die keine organische Ursache feststellbar ist und die vermutlich durch nervliche Überlastung ausgelöst werden. Kopf- oder Rückenschmerzen, Herz-, Magen- oder Atembeschwerden können ebenso auftreten wie Müdigkeit und depressive Verstimmung.

Was die Nerven krank macht

Alles ist Nervensache. Bei jeder Krankheit, die uns befällt, sind die Nerven beteiligt. Wenn unser Nervensystem nicht in Ordnung ist, kann es im gesamten Organismus zu Störungen kommen. Diese Störungen sind sehr unterschiedlicher Natur und reichen von vegetativer Dystonie, Müdigkeit, Konzentrations- und Gedächtnisschwäche bis hin zu häufiger Gereiztheit und Aggressivität. Kopfschmerzen, Magenbeschwerden, Verdauungsprobleme, sexuelle Unlust, Orgasmusschwierigkeiten, Impotenz, chronische Schmerzen und Schlafstörungen sind oft die weiteren Folgen. Umgekehrt führen viele Organerkrankungen, psychische und körperliche Überforderungen nicht selten ihrerseits zu Schäden an unserem Nervensystem. Dabei sind in aller Regel Ursache und Wirkung nur schwer zu unterscheiden.

Ursache – überreizte Nerven

Das chronische Erschöpfungssyndrom CFS (Chronic Fatigue Syndrome) soll z. B. von einer Immunstörung herrühren. Worauf diese aber zurückgeht, ist noch unklar. Es wird vermutet, dass überreizte Nerven den Defekt auslösen. Auch bei depressiven Verstimmungen tritt CFS auf; die Ursache einer Depression liegt letztlich ebenfalls in einer schweren Nervenstörung. Bei Menschen mit einem zu hohen Blutdruck kommt es durch die Erkrankung oft zu innerer Unruhe. Dadurch kann der Herzrhythmus durcheinander geraten. Die Folge sind unnatürlich angespannte Nerven. Es entstehen Verengungen an den Blutgefäßen. Werden Angst und Erregung immer stärker, kann dies sogar zum Schlaganfall führen. Bei vielen schlägt sich die Hektik zudem auf den Magen, der Darm reagiert gereizt, so dass es zu Durchfällen kommt. Bei Frauen lösen überreizte Nerven häufig Menstruationsstörungen aus, verbunden mit Migräne und Schlafproblemen.

Nervöse Beschwerden gehören heute zu den häufigsten gesundheitlichen Beeinträchtigungen. Auch viele Kinder sind bereits voller Unruhe und Hektik. Sie können sich immer schlechter konzentrieren und haben Schwierigkeiten mit dem Lernen. Schuld sind in den meisten Fällen die Stressfaktoren Lärm und Reizüberflutung.

Ursache – Diabetes mellitus

Bei der Zuckerkrankheit (Diabetes mellitus) treten neben Schädigungen der Blutgefäße auch Störungen der Nervenfunktionen auf. In der medizinischen Fachsprache spricht man von diabetischer Neuropathie. Die Patienten leiden unter Kribbeln (Ameisenlaufen) und Brennen der Haut, extremer Berührungsempfindlichkeit und Gefühlsverlust an Füßen und Unterschenkeln. Prinzipiell können alle Teile des Nervensystems betroffen sein. Sind die Augenmuskeln betroffen, treten z. B. Lähmungen auf, die ein plötzliches Schielen hervorrufen. Störungen des vegetativen Nervensystems haben manchmal Rhythmusänderungen des Herzes, Blasenstörungen und Impotenz zur Folge.

Die Gefahr der Unterzuckerung

Besondere Probleme treten bei einer Unterzuckerung auf, weil sich der Diabetiker z. B. mehr Insulin gespritzt hatte, als durch die nachfolgende Nahrungsaufnahme benötigt wurde. Das überschüssige Insulin

Besonders plötzlich auftretende Herzrhythmusstörungen können äußerst beängstigend wirken. In den meisten Fällen sind sie aber durch eine harmlose Fehlregulation des vegetativen Nervensystems ausgelöst. Dennoch muss die Ursache unbedingt von einem Facharzt geklärt werden.

kann den Blutzucker bis unter die kritische Grenze von 50 Milligramm pro Deziliter Blut (mg/dl) absinken lassen. Wenn dieser Zustand nicht behoben wird (z. B. durch ein Glas Fruchtsaft oder durch Traubenzucker), treten deutliche Sprachstörungen (Lallen, Nuscheln) und nervliche Übererregung (ähnlich einem cholerischen Anfall) auf. Gedächtnislücken und Schläfrigkeit können ebenfalls die Folgen sein.

Diese Störungen rühren daher, dass das Gehirn bei akutem Zuckermangel einfach abschaltet. Zur einer gestörten Koordination der Augenmuskeln, die Doppelbilder hervorruft, kommt nun auch noch das Gefühl der Schwere hinzu.

Dass das Gehirn so empfindlich auf mangelnde Zuckerversorgung reagiert, kommt daher, dass der größte Teil des Blutzuckers (Glukose) als Energiequelle für die Nervenzellen im Gehirn gebraucht wird (120 bis 150 Gramm pro Tag). Sind alle Reserven verbraucht, senkt das Gehirn seine Nervenleistung gegen Null. Am Ende steht dann die Bewusstlosigkeit (hypoglykämisches Koma).

Positiver und negativer Stress

Stress an sich ist nichts Negatives. Wir brauchen ihn zum Leben fast so nötig wie die Luft zum Atmen. Er erzeugt Spannkraft und Vitalität, macht elastisch und fit. Durch die Stresshormone (Adrenalin und Noradrenalin) mobilisiert unser Organismus die für jede Leistung nötigen Reserven. Körperliche und geistige Leistungsfähigkeit steigen unter Stress ebenso an, wie die Fähigkeit zur höchsten Konzentration.

Solange sich Stress auf diese Weise auswirkt, spricht man von Eustress (eu = griech.: gut, normal), von positivem Stress. Als Beispiel dient die Vorfreude auf ein Rendezvous, die Körper und Gemüt zwar in Aufregung versetzt, dabei aber ein angenehmes Hochgefühl beschert. Wenn das Ereignis dann aber gar nicht stattfindet, stattdessen ein Telefonanruf eingeht, der die Beziehung beendet, schlägt das Glücksgefühl in tiefe Enttäuschung um, in Trauer, Hass und Wut.

Der Organismus wird jetzt von negativem Stress überflutet, dem so genannten Disstress (dys = griech.: schlecht). Körper und Psyche können durchaus mit einer ordentlichen Portion Stress leben, auch mit negati-

Stress ist heutzutage beinahe schon zu einer Zivilisationskrankheit geworden. Lärm, Hektik, ständiger Aktionismus in Beruf und Freizeit lassen niemanden mehr zur Ruhe kommen.

vem Stress. Sie sind in der Lage, sich bis zu einem gewissen Maß daran zu gewöhnen. Aber alles, was darüber hinaus geht, ist gefährlich, vor allem dann, wenn eine Entspannung nicht mehr möglich ist. Die verträgliche Dosis ist individuell sehr verschieden.

Wie es zum Nervenzusammenbruch kommt

Unter einem plötzlichen, sehr heftigen Ansturm von Stress kann das Nervensystem jedoch versagen, und es kommt zum Nervenzusammenbruch. Auch eine zu große Dauerbelastung verkraftet es nicht. Dabei hat jeder Mensch seine eigene Obergrenze. Wird diese überschritten, kommt es zur Überforderung. Bald sind die letzten Energien erschöpft. Die Nerven »liegen blank«. Gefährliche Überreaktionen können dabei die Folge sein, aber auch große Angst, Unsicherheit und Verkrampfungen.

In solchen Situationen erleiden die Betroffenen dann sehr oft schwere gesundheitliche Schäden; sie leiden unter heftigen Migräneattacken, gefährlichen Asthmaanfällen, langwierigen, immer wiederkehrenden Magen- und Darmkrämpfen. Nicht selten sind Herzinfarkte eine Spätfolge eines überlasteten Nervensystems.

Die Widerstandsfähigkeit gegen nervliche Belastung ist individuell sehr unterschiedlich und von vielen Faktoren, wie dem allgemeinen Gesundheitszustand, dem Lebensstil und der Lebenseinstellung, abhängig. Patentrezepte für das richtige Maß an An- und Entspannung gibt es daher nicht.

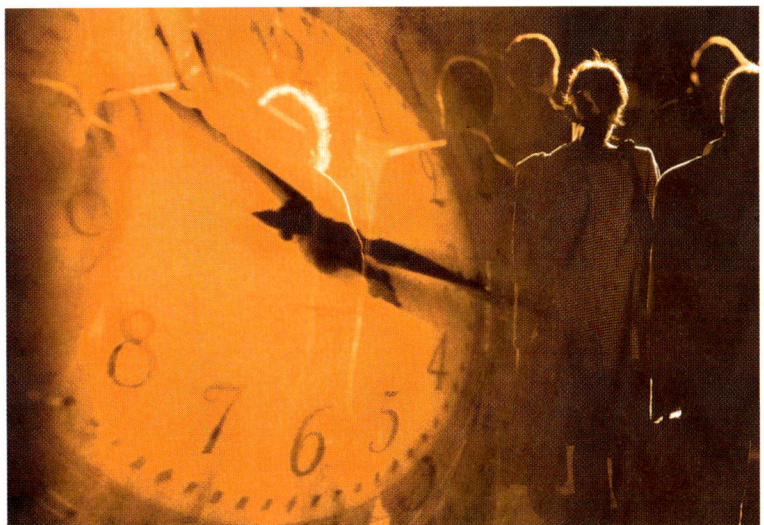

Die Hektik unserer Zeit, der Stress und ein ständiger Zeitdruck belasten die Nerven und lassen den Körper nicht mehr zur Ruhe kommen.

Was die Nerven stärkt

Es gibt Menschen, die auch in hektischen Zeiten nichts erschüttern kann. Sie scheinen Nerven wie Drahtseile zu haben. Andere Menschen hingegen sind wahre Nervenbündel, bekommen bei den geringsten Anforderungen schon Magenkrämpfe. Neben genetischer Veranlagung und einem gewissen Training entscheidet vor allem die Nährstoffversorgung über die Robustheit unseres Nervenkostüms.

Auf die Ernährung kommt es an

Gehirn und Nervenzellen benötigen Zucker (siehe Seite 15f.), genauer gesagt Glukose als wichtigen Energielieferanten. Um aber jederzeit ausreichend Glukose aufnehmen zu können, sind unsere Nerven auf wichtige Spurenelemente angewiesen, z. B. auf Zink und Chrom. Bei einem Mangel dieser beiden Elemente in der Nahrung können eine mangelnde Stressabwehr und depressive Verstimmungen die Folgen sein.

Zink

Zink aktiviert mehr als 70 Enzyme im Körper. Es ist Bestandteil des Insulin-Zink-Komplexes in der Bauchspeicheldrüse, erhöht die Wirkung des Insulins und wirkt sich positiv auf den Fett- und Zuckerspiegel aus. Außerdem beeinflusst es die Produktion der Sexualhormone, kräftigt das Immunsystem und unterstützt den Heilungsprozess der Haut. Der tägliche Zinkbedarf liegt bei etwa 15 Milligramm.

Fehlt Zink, wird der Insulinhaushalt gestört. Der gesamte Glukosestoffwechsel ist auf Zink angewiesen. Diabetiker sind deshalb bei Zinkmangel stark gefährdet. Auch die Krankheit Morbus Alzheimer, die als »Kabelbrand« in den Hirnnerven beschrieben wird, ist durch einen deutlich verringerten Zinkstatus im Gehirn der Betroffenen gekennzeichnet. Zudem gibt es neurochemische Prozesse, die nur in Anwe-

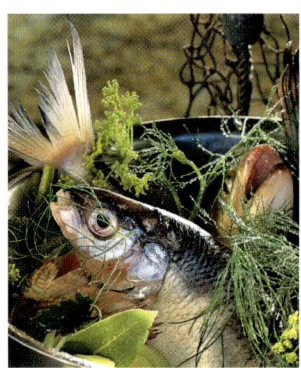

In Fisch und Meeresfrüchten steckt jede Menge Zink – ein wichtiges Spurenelement für gesunde Nerven.

Wenn Chrom fehlt, ist speziell der Glukosestoffwechsel in den Nervenzellen gestört. Chrom wird zwar nur in winzigen Spuren gebraucht, aber bei einem Mangel kommt es schnell zu Nervenschwäche.

18

senheit von Zink ablaufen können. Zink ist unentbehrlich für die Synthese des Botenstoffs Serotonin, der eine euphorisierende Wirkung auf die Psyche ausübt. Auch Melatonin, das Hormon der Zirbeldrüse, das den Alterungsprozess lenkt, die Abwehrkraft stärkt und die innere Uhr steuert, ist zinkabhängig.

Zink ist unentbehrlich für Nerven und Gehirn, da es an der Steuerung einer ganzen Reihe wichtiger Gehirnfunktionen beteiligt ist. Selbst hinter sexueller Unlust und Impotenz kann Zinkmangel stecken.

So sichern Sie Ihre Zinkversorgung

Im Reformhaus gibt es fertige Haartestunterlagen, mit denen Sie Ihren Zinkstatus überprüfen lassen können. Im Fall eines Zinkmangels hilft eventuell eine Ernährungsumstellung auf mehr Fisch und Fleisch oder eine Nahrungsergänzung durch Zinkpräparate. Das Spurenelement ist vor allem in Fleisch, Innereien, Meerestieren (Austern) und Keimen enthalten und aus diesen Nahrungsmitteln auch sehr gut verfügbar. Bei rein pflanzlicher Ernährung kann es dagegen zu Engpässen in der Zinkversorgung kommen, weil Zink infolge eines hohen Phytinsäuregehalts in Gemüse und Getreide nur schlecht verwertet wird.

Lezithin

Das Lipoid (Phosphorlipid) Lezithin besteht vor allem aus wertvollen ungesättigten Fettsäuren (75 Prozent) wie etwa Linolsäure, die allein 60 Prozent dieser ungesättigten Fettsäuren ausmacht. Linolsäure ist die für die menschliche Gesundheit bedeutendste ungesättigte Fettsäure. Lezithin, der Stoff in dem sie in so überreichem Maß enthalten ist, befindet sich in jeder Körperzelle und ist an vielen Stoffwechselvorgängen beteiligt. Damit ist Lezithin ähnlich bedeutend wie Vitamine, Mineralstoffe, Spurenelemente und Enzyme. Lezithin ist essenziell, also lebensnotwendig. Besonders stark vertreten ist es in unserer Leber, im Gehirn und im gesamten Zentralnervensystem. Ein Bestandteil des Lezithins ist das Cholin, das z. B. die Gedächtnisleistung des Gehirns steuert. Lezithin ist wichtig für starke Nerven. Es schützt vor den schädlichen Wirkungen von zu viel Stress (Disstress).

Besonders viel Zink und wenig Phytinsäure (ein Hexaphosphorsäureester, der Spurenelemente binden kann und dadurch die Aufnahme in den Organismus erschwert) ist u. a. in Haferflocken, Kerbel, Butterkäse, Edamer, Linsen, Mohn und Rinderleber enthalten.

Auch Nudeln enthalten viel Magnesium. Bei der enormen Auswahl an Nudelsorten dürfte für jeden Geschmack etwas dabei sein.

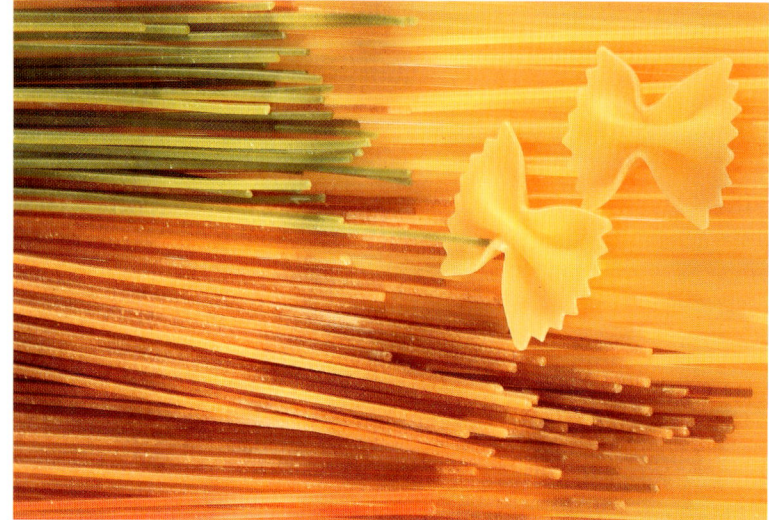

So sichern Sie Ihre Lezithinversorgung

In Milchprodukten, Eiern, Makrelen, Heringen, Haferflocken und Distelöl ist Lezithin reichlich enthalten, ebenso in Sojabohnen und Hülsenfrüchten wie beispielsweise Erbsen und Linsen. Wenn bei einseitiger oder mangelhafter Ernährung zu wenig Lezithin aus der Nahrung aufgenommen wird, kann ein Lezithinpräparat aus der Apotheke oder dem Reformhaus helfen.

Magnesium

Magnesium dämpft die Erregbarkeit, löst Verkrampfungen und kann dadurch sogar Migräne vorbeugen. Magnesium ist außerdem auch ein hervorragender Zellschutz und schützt vor vielen Herz-Kreislauf-Erkrankungen.

Auch Kalzium (in allen Milchprodukten enthalten) wirkt beruhigend auf unsere Nerven. Es leitet spezielle Botenstoffe, die dämpfend auf das Nervensystem wirken, und ist außerdem am Transport der Nervensignale beteiligt.

So sichern Sie Ihre Magnesiumversorgung

Besonders viel Magnesium ist enthalten in Früchten, wie z.B. Kiwis, Mangos, Stachelbeeren und Weintrauben. Magnesiumreich sind auch einige Gemüsesorten, wie z.B. Artischocken, Brokkoli, Erbsen, Kopfsalat, Feldsalat, Kartoffeln, Kohlrabi, Rhabarber und Sauerkraut.

Bei echten Mangelzuständen oder bei erhöhtem Bedarf unter starker Stressbelastung kann auch auf Magnesiumtabletten zurückgegriffen werden, die es rezeptfrei in der Apotheke gibt.

Die Bedeutung von Cholesterin

Die empfindliche Zellmembran unserer Nerven besteht zu etwa der Hälfte aus Cholesterin. Ohne diesen lebensnotwendigen Fettstoff gäbe es kein funktionierendes Nervensystem, da es die Nervenzellen und ihre elektronischen Impulse vor »Kurzschlüssen« schützt. Werden dem Körper mit der Nahrung zu wenig Antioxidanzien zugeführt (Vitamin C, E und Selen), haben freie Radikale leichtes Spiel; sie schädigen das Cholesterin und machen es ranzig. Es wird klebrig und verkrustet die Zellmembranen. Dadurch gelangen immer weniger Hormone und Botenstoffe in die Zellen, die Nerven werden nicht mehr ausreichend versorgt. Depressive Verstimmung, Lustlosigkeit, Antriebsschwäche und selbst eine vegetative Dystonie können die Folgen sein.

Cholesterin ist hauptsächlich im Gespräch als der Übeltäter, der Arteriosklerose und in der Folge Herzinfarkte verursacht. Doch Cholesterin ist auch ein lebensnotwendiger Fettstoff. Hier gilt: Die Menge macht's!

So schützen Sie das Cholesterin

Um das Cholesterin der Nervenmembran zu schützen, brauchen wir vor allem Vitamine des B-Komplexes (siehe Seite 22f.). Einen besonderen Schutzeffekt für das Cholesterin bietet der Stoff Cholin, ein Bestandteil des Lezithins, der das Cholesterin geschmeidig hält.
Cholin ist in Eigelb, Bierhefe, Keimen (z. B. in Weizenkeimen), Samen, Nüssen und Leber enthalten. Es wirkt beruhigend im parasympathischen System der vegetativen Nerven und im Großhirn. Dort ist es zuständig für unsere Konzentrationsfähigkeit und für die allgemeine geistige Frische.

Die Funktion der »Glückshormone«

Ob wir nervlich gut drauf sind, hängt stark vom Vorhandensein so genannter Glückshormone ab (siehe Seite 59). Diese als Noradrenalin und Beta-Endorphin bezeichneten Hormone werden aus Eiweißen gebildet, die vor allem in Fleisch, Fisch, Geflügel und in Käse enthalten sind. Bei starkem Disstress, bei Angst, Trauer, Depression und Verzweiflung werden diese Eiweiße rasch verbraucht, und die Stimmung sinkt in den Keller.

Die Vitamine des B-Komplexes

Die B-Vitamine spielen eine zentrale Rolle für unsere Nerven. Dabei sind vor allem die Vitamine B1, B6 und B12 enorm wichtig.

▶ Kinder mit einer Mangelversorgung an Vitamin B1 (Thiamin) werden oft sehr unruhig.

▶ Vitamin B2 (Riboflavin) ist wichtiger Bestandteil vieler Enzyme. Es ist z. B. erforderlich, damit der Darm genügend Eisen aus der Nahrung resorbieren kann. Ein Mangel macht müde und schlechte Laune.

▶ Niazin (Vitamin B3) verbessert die Durchblutung, senkt die Arteriosklerose- und die Infarktgefahr. Ein Mangel führt zu Nervosität und Hektik.

▶ Pantothensäure (Vitamin B5) ist ein Antistressvitamin. Wer genügend davon bekommt, wird mit Belastungen besser fertig. Außerdem beschleunigt es die Wundheilung und kräftigt die Haut.

▶ Vitamin B6 (Pyridoxin) spielt als Bestandteil von rund 200 Enzymen eine wichtige Rolle im Stoffwechsel der Aminosäuren. Es ist lebenswichtig für ein funktionierendes Nervensystem. Bei einem Mangel kann es zu depressiven Verstimmungen, Konzentrationsschwäche, Störungen des Immunsystems und Blutarmut kommen.

▶ Vitamin B12 (Kobalamin) ist unabdingbar für ein gesundes Nervensystem. Es schützt die Nervenzellen z. B. vor Schädigungen und störenden Ablagerungen. Ein Mangel stört u. a. den Aufbau der Aminosäure Methionin, die im Gehirn für Harmonie sorgt.

Wer besonders häufig unter Vitamin-B-Mangel leidet

In Deutschland sind vor allem Sportler, Jugendliche und Schwerarbeiter unterversorgt, weil ihr hoher Eiweißumsatz viel Vitamin B6 verbraucht. Auch Frauen sind häufig betroffen: Sie neigen verstärkt zum prämenstruellen Syndrom (PMS), verbunden mit Kopfschmerzen, Schwindelgefühlen, Schlafstörungen und Brustspannen.

Auch eine Überdosierung von B-Vitaminen kann zu Krankheitserscheinungen führen. Über die Ernährung ist es jedoch kaum möglich, ein Übermaß aufzunehmen, wohl aber durch hoch dosierte synthetische Vitaminpräparate.

Die B-Vitamine – Wirkungsweise und Vorkommen

Vitamin	Wirkungsweise	Enthalten in
B1 (Thiamin)	Beruhigend, schmerzlindernd (Kopfschmerz); es ist ein Psychovitamin; Mangel führt zu Reizbarkeit, Konzentrationsschwäche, Schlafstörungen	Schweinefleisch, Innereien, Vollkornprodukten, Nüssen, Bierhefe, Kartoffeln, Hülsenfrüchten, Milchprodukten
B2 (Riboflavin)	Bestandteil vieler Enzyme; Unterversorgung führt zu Eisenmangel, Müdigkeit, schlechter Laune	Innereien, Schweinefleisch, Gemüse, Kartoffeln, Hefe, Vollkornprodukten, Milch
B3 (Niazin; Nikotinamid)	Verbessert die Durchblutung, senkt Infarktgefahr; Mangel führt zu Nervosität und Hektik	Bierhefe, Thunfisch, Sardinen, Heringen, Huhn, Rind- und Schweinefleisch, Champignons
B5 (Pantothensäure)	Antistressvitamin; beschleunigt zudem die Wundheilung	Bierhefe, Weizenkleie, Rinderherz, Hülsenfrüchten, Champignons
B6 (Pyridoxin)	Bestandteil von Enzymen; wichtig für Eiweißstoffwechsel, Nerven; Mangel führt zu Depressionen und Immunschwäche	Vollkornerzeugnissen, Hering, Lachs, Bierhefe, Kartoffeln, Innereien
B12 (Kobalamin)	Schützt die Nervenzellen, beteiligt am Vitamin-A-Stoffwechsel; bei Mangel zu wenig »Wohlfühlaminosäure« Methionin	Leber, Niere, Fleisch, Milchprodukten, Ei. Pflanzliche Lebensmittel enthalten – bis auf Sanddornöl – kein Vitamin B12.
Folsäure	Eng verbunden mit Vitamin B12; fehlt ein Vitamin, fehlt auch das andere; wichtig für die Fruchtbarkeit der Frau; bei Mangel depressive Verstimmungen wegen zu wenig »Glückshormonen«	Leber, Sojaprodukten, Bierhefe, Weizenkeimen, den Gewürzen Safran und Estragon sowie grünem Gemüse

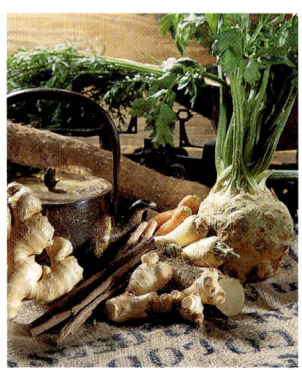

Wurzeln, wie z.B. Ginseng oder Galgant, helfen, das Nervenkostüm wieder zu stabilisieren und zu harmonisieren.

Nervennahrung aus Naturheilmitteln

Es gibt eine Fülle natürlicher Heilmittel, die unsere Nerven stärken. Die wichtigsten Anwendungsgebiete mit diesen Naturheilmitteln sowie einige Rezepturen werden in diesem Kapitel übersichtlich dargestellt. Zusätzliche Rezepturen und die Zubereitung für die nervenstärkende Nahrung finden Sie unter dem jeweiligen Stichwort verschiedener nervlich bedingter Beschwerden ab Seite 50.

Kräuter und Wurzeln

Aloeholz (Aquilaria agallocha)

Der zur Familie der Liliengewächse (mehr als 200 Arten) gehörige Laubbaum wird bis zu 40 Meter hoch. Nach dem Fällen sammelt sich in seiner Mitte ein schweres, aromatisches Harz, das einen bitteren Geschmack hat. Dieses Harz wird für Heilzwecke verwendet.
Wirkung: Das Harz wird pulverisiert und gilt in der traditionellen chinesischen Medizin (TCM) als besonders wirksames Naturheilmittel bei Störungen des Nervensystems und bei Erschöpfungszuständen. Das pulverisierte harzige Aloeholz gibt es entweder pur oder in Kapselform bzw. auch als Paste fertig zu kaufen. Die empfohlene Menge beträgt ein bis drei Gramm, in zwei Portionen auf leeren Magen eingenommen.

Das Aloeholz hat außer der Namensähnlichkeit nichts gemein mit der ebenfalls heilkräftigen und vielfach in der Kosmetik eingesetzten Aloe vera, einer Pflanze, die bei uns auch im Topf auf der Fensterbank gedeiht.

Anis (Pimpinella anisum)

Die einjährige Pflanze kann als Gewürzkraut im Garten angebaut werden. Aus den kleinen weißlichen Blüten entwickeln sich schließlich Früchte, die die ovalen Anissamen enthalten. Im Herbst werden die Körner ausgeschüttelt.

Wirkung: Anis enthält ätherische Öle, Zucker und Eiweiß. Er wirkt entkrampfend, nervenberuhigend, antidepressiv und lindert Blähungen und Husten. Hauptsächliche Verwendung als Tee und Gewürz.

Baldrian (Valeriana officinalis)

Die bis zu einenhalb Meter hoch wachsende mehrjährige Pflanze kann im Garten angebaut werden. Sie blüht weiß bis rosa und hat einen sehr typischen Geruch, der Katzen anlockt. Daher auch der Name »Katzenkraut«. Geerntet werden die Wurzeln von mindestens zweijährigen Pflanzen.
Wirkung: Die Bitterstoffe der Pflanze (Valepotriate) wirken zusammen mit den ebenfalls enthaltenen ätherischen Ölen auf die Gehirnzellen und bauen Stress, Nervosität und Angst ab. In der Psychiatrie wird Baldrian gegen Ängste und Depressionen eingesetzt, im Hausgebrauch zur Beruhigung und als Schlafmittel. Baldrian gibt es in vielen Zubereitungsformen, z. B. als Tee, Tabletten oder Tinktur.

Dill (Anethum graveolens)

Diese ursprünglich aus Persien stammende Gewürzpflanze, auch Gurkenkraut genannt, gehört zur Familie der Doldenblütler. Das Kraut dient zum Würzen von Salaten und Fisch, aus den Samen gewinnt man das ätherische Dillöl.
Wirkung: Das Dillöl beruhigt überstrapazierten Nerven in Stresssituationen. Daher hat der Dill auch seinen Namen. Er kommt nämlich vom altnorwegischen »dilla«, was so viel heißt wie »einlullen«. Früher gab man nervösen Kindern Dillsamen zum Kauen.

Flohsamen/Knöterich (Polygonum)

Zur Gattung der Knöterichgewächse gehören rund 150 Arten. Der in der Naturheilkunde eingesetzte Samen wird im Volksmund und bei Hildegard von Bingen als Flohsamen bezeichnet und ist unter diesem Namen auch erhältlich.

Frischer Dill hält sich nur etwa zwei Tage lang. Daher sollte man die Stängel in ein Glas Wasser stellen oder mit feuchtem Küchenpapier umwickeln und im Kühlschrank lagern.

Wirkung: Neben ihren verdauungsfördernden Eigenschaften wirken Flohsamen stimmungsaufhellend, geben neuen Schwung und Antriebskraft bei nervlicher Erschöpfung.

Galgant (Alpinia officinarum)

Dieses Ingwergewächs wird heute vor allem in China angebaut, war aber auch schon im frühen Mittelalter als Heilpflanze in Europa bekannt; arabische Ärzte hatten es eingeführt. Schon damals verwendete man die Wurzeln des Galgant als Gewürz und Heilmittel.

Wirkung: Gut bei geistiger und körperlicher Erschöpfung, auch bei Müdigkeit und Verdauungsproblemen. Galgant weist große Energie auf, überträgt diese auf den Körper und entlastet die Nerven.

Galgant ist ein heute nahezu in Vergessenheit geratenes Heilmittel, obwohl es im Mittelalter in Europa sehr verbreitet war. Es enthält ein ätherisches Öl, das appetitanregend und magenstärkend wirkt.

Ginkgo (Ginkgo biloba)

Der Ginkgobaum gilt als »lebendes Fossil«, da er sich in Millionen von Jahren nicht verändert hat. Er ist der letzte Vertreter einer den Nadelbäumen nahe stehenden Pflanzenfamilie, die einst in Mitteleuropa heimisch war. Heute wächst der Baum in China und Japan noch wild. In Australien und in den USA wird er kultiviert. Zu erkennen ist er an seinen zweilappigen Blättern sowie im Herbst an den gelben, nach Buttersäure stinkenden, kirschgroßen Früchten.

Wirkung: Die in den Blättern enthaltenen Flavone und Terpenlaktone verbessern die Durchblutung, helfen bei nachlassender geistiger Leistungsfähigkeit, nervöser Erschöpfung und bei Gedächtnisschwund. Auch depressive Verstimmungen können gebessert werden.

Ginseng (Panax Ginseng)

In Ostasien wird die Wurzel des Ginsengstrauchs seit 5000 Jahren als universelles Heilmittel angewendet. Entscheidend für die Wirksamkeit ist der Gehalt an Ginsenosiden, der sehr unterschiedlich sein kann. Extrakte enthalten einen höheren Anteil als die zu Ginsengpulver gemahlene Wurzel.

Wirkung: Die Inhaltsstoffe wirken stimulierend auf das Immunsystem, stärken die Konzentrationsfähigkeit sowie die nervliche, körperliche und seelische Belastbarkeit. Auch bei depressiven Verstimmungen und sexueller Unlust wird Ginseng erfolgreich eingesetzt.

Um eine gute Wirkung zu erzielen, empfehlen sich Dosen von täglich 400 bis 1800 Milligramm. Kapseln sollten wenigstens 50 Milligramm Wirkstoff enthalten. Es empfiehlt sich, die Ginsengpräparate morgens und mittags einzunehmen, z. B. als Ginsengtee (pro Tasse rechnet man drei Gramm Schnittdroge). Nach dem Aufbrühen fünf Minuten ziehen lassen. Morgens ein bis zwei Tassen davon trinken.

Hopfen (Humulus lupulus)

Hopfen gehört zur Familie der Hanfgewächse. Die rauhaarige Schlingpflanze wird etwa fünf Meter hoch und wächst wild in den Auen und Bruchwäldern Europas. Für die Bierproduktion und zu Heilzwecken wird der Hopfen kultiviert. Ernte ist Ende August. Dabei interessieren nur die Hopfenzapfen.

Wirkung: Die in den Zapfen enthaltenen Bitterstoffe Humulon und Lupulon, die durch Oxidation das besonders wirksame ätherische Öl Methylbutenol bilden, sind für die Heilwirkung des Hopfens verantwortlich. Methylbutenol wirkt beruhigend auf das zentrale Nervensystem. Hopfen fördert den gesunden Schlaf und lindert Wechseljahrebeschwerden durch die in ihm enthaltenen Flavonoide, die ähnliche Eigenschaften haben wie das weibliche Hormon Östrogen.

Neben der Zubereitung als Tee und der Verwendung für Kissenfüllungen werden auch Hopfentinktur und Hopfenmilch damit bereitet (siehe Seite 45).

Johanniskraut (Hypericum perforatum)

Bis zu einem Meter hoch wird die goldgelb blühende Pflanze aus der Familie der Hartheugewächse. Ihr Hauptwirkstoff ist das rot fluoreszierende Hyperizin (daher auch der Name »Rotöl«), das hervortritt, wenn man die Blüte zwischen den Fingern zerdrückt.

Es gibt Ginsengtees auch als Extraktpulver, Granulat oder Instanttee. Hierbei ist jedoch darauf zu achten, dass Instanttees oft nur geringe Mengen an Ginsengwirkstoffen enthalten, dafür eine Menge Trauben- oder Milchzucker.

Wirkung: Das Hyperizin entspannt und löst depressive Verstimmungen, z. B. in den Wechseljahren. Es sorgt auch für guten Schlaf und geistige Frische. Durch die Wirkung des Johanniskrauts steht im Gehirn mehr von dem »Glückshormon« Serotonin zur Verfügung. Die in der Heilpflanze enthaltenen Flavonoide (Radikalefänger) wirken auf angespannte Nerven beruhigend. Die Trockenextrakte des Johanniskrauts gibt es auch in Kapseln. (Johanniskrauttinktur und Johanniskrautöl siehe Seite 46.)

Kalmuswurzel (Rhizoma Calami)

Die Pflanze bevorzugt sumpfige Standorte. Sie bildet einen grünen Blütenkolben und wird etwa eineinhalb Meter hoch. Der Stängel ist im unteren Bereich rötlich gefärbt. Die Kalmuswurzel hat einen ganz eigenen Geruch, enthält etwa 3,5 Prozent ätherisches Öl, dazu Bitter- und Gerbstoffe.

Wirkung: Der Wurzelstock der Kalmuspflanze gilt seit alters als »Magenwurzel«. Diese hilft bei nervösen Magenbeschwerden und ist daher auch in manchen Magenlikören enthalten.

Kalmus wächst zwar auch bei uns, doch sollte man lieber amerikanische Importe oder amerikanisches Pflanzgut für den Eigenanbau verwenden, da nur die amerikanische Art frei von dem schädlichen Begleitstoff Asaron ist, der in europäischen Wildpflanzen enthalten ist.

Kava-Kava (Piper methysticum)

Diese im Südseeraum heimische, aus Polynesien und Neuguinea stammende strauchige Pfefferart, wird heute auf verschiedenen Inseln im Pazifischen Ozean angebaut. Ihre Wurzeln enthalten so genannte Kavapyrone. Diese werden herausgelöst und zu Präparaten für Heilzwecke verarbeitet.

Wirkung: Sie dämpfen nervöse Unruhe, Lampenfieber, Prüfungsängste und alle nervösen Stresserscheinungen. Dabei wird keinerlei einschläfernde Wirkung ausgelöst, so dass die geistige Leistungsfähigkeit voll erhalten bleibt. In Polynesien und Neuguinea wird aus den Wurzeln des Kava-Kava-(auch Kawa-Kawa-)Strauchs ein schwach berauschendes, säuerlich schmeckendes, erfrischendes Getränk hergestellt. In unseren Breiten gibt es die Extrakte des Wurzelstocks als Dragees oder Kapseln. Bei Neigung zu depressiver Verstimmung oder spätestens dann, wenn sich depressive Stimmungen ankündigen, empfiehlt sich zwei- bis dreimal täglich die Einnahme von einer Kapsel mit 100 Milligramm Wirkstoff. Empfohlen wird die Anwendung über einen Zeitraum von zwei bis drei Monaten. Besondere Nebenwirkungen sind nicht bekannt, außer dass die Haut gelegentlich einen leichten Gelbstich bekommen kann. Allerdings darf das Antidepressivum nicht gleichzeitig mit Alkohol, Schlafmitteln oder Psychopharmaka eingesetzt werden, weil es deren Wirkung verstärkt. Für Teeaufgüsse sind die Kava-Kava-Wurzeln nicht geeignet, weil die wirksamen Stoffe (Pyrone) zu schwer lösbar sind. Wenn man Kava-Kava einnimmt, tritt eine Wirkung meist nach etwa drei bis vier Tagen ein. Eine psychische Abhängigkeit oder ein Wirkungsverlust durch Gewöhnung sind bei der Einnahme nicht zu befürchten.

Knoblauch (Allium sativum)

Die mehrjährige Pflanze ist gut für den Eigenanbau geeignet; die Zehen werden einfach in die Erde gesteckt. Ab Juli blüht die Pflanze. Geerntet werden die Zwiebeln im August. Knoblauch gehört zu den ältesten Heilpflanzen der Erde.

Wirkung: Die Inhaltsstoffe (Alliin, Allizin, Ajoen, Vitamine, Mineralien und Spurenelemente) gelangen rasch ins Blut. Sie senken u. a. den Blutdruck und beseitigen damit eine der Ursachen für nervöse Störungen. Gleichzeitig stärken sie Herz und Kreislauf, verbessern die Konzentrationsfähigkeit und stärken das Immunsystem. Diese Wirkungen werden aber nur erzielt, wenn täglich mindestens zwei Knoblauchzehen verzehrt werden. Wegen der Geruchsintensität empfiehlt es sich, diese erforderliche Dosis in Kapselform einzunehmen.

Lavendel (Lavendula officinalis; Lavendula angustifolia)

Die mehrjährige Pflanze kann man gut an einem sonnigen Platz im Garten anpflanzen. Sie verträgt keine Nässe. Das stark duftende und blau blühende Kraut wird im Juli und August geerntet. Es enthält die ätherischen Öle Linalool und Kampfer sowie Gerbstoffe.

Die Kava-Kava-Wurzel sollte am besten in Form von Extrakten eingenommen werden. Die Dosierung richtet sich dabei nach der Art der Beschwerden.

Wirkung: Lavendel wirkt beruhigend, nervenstärkend und entkrampfend. Verwendet werden neben den Ölauszügen getrocknete Blüten und Blätter, z. B. für duftende Kissen und Tees (siehe auch »Lavendelwein«, Seite 47).

Melisse (Melissa officinalis)

Die mehrjährige Pflanze wird bis zu einem Meter hoch und lässt sich gut im eigenen Garten anbauen. Die anspruchslose Pflanze bevorzugt feuchten Boden und halbschattige Plätze, gedeiht aber auch in der vollen Sonne und nimmt gelegentliche Trockenheit nicht übel. Dreimal im Jahr zwischen Juni und August werden die Blätter geerntet. Sie enthalten wertvolles ätherisches Öl, dazu außerdem Flavonoide, Gerb- und Bitterstoffe.

Wirkung: Die Heilpflanze galt schon in der Antike und später auch in den christlichen Klöstern als eine äußerst wirksame Arznei. Sie wird vor allem zur Nervenberuhigung und zur Schlafförderung eingesetzt. Ihre frischen Blätter duften auffallend stark nach Zitrone und stimmen dadurch positiv. Anwendung finden Melissetinkturen, Melissentee und die kaltgepressten ätherischen Öle der Heilpflanze.

Melissentee eignet sich sehr gut für nervöse Kinder, die schlecht einschlafen können. Die Wirkung ist mild und der Geschmack zitronig-frisch.

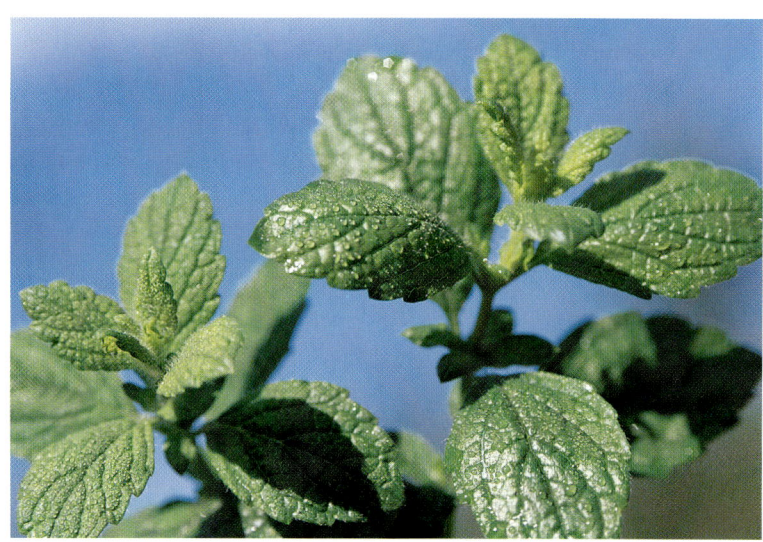

Die Melisse hilft bei jeder Art von nervösen Störungen: bei nervösen Magen-, Darm- oder Herzbeschwerden ebenso wie als sanftes Mittel zum Einschlafen.

Passionsblume (Passiflora incarnata)

Im südlichen Teil Nordamerikas und in weiten Bereichen Mittelamerikas gedeiht diese Kletterstaude mit den auffallenden weißvioletten Blüten, die im Inneren einen Fadenkranz aufweisen, der an eine Dornenkrone erinnert.

Wirkung: Ihre Inhaltsstoffe (Flavonoide, Kumarine und Maltol) wirken dämpfend bei nervöser Unruhe, helfen gegen Einschlafstörungen und nervöse Magen- und Darmbeschwerden. Das Passionsblumenkraut wird als Tee aufgebrüht, manchmal auch kombiniert mit Baldrian. Es gibt auch Fertigarzneimittel.

Pfefferkraut (Sedum acre)

Pfefferkraut wird auch als Mauer- oder Steinpfeffer bezeichnet und ist eine Art aus der Gattung der Dickblattgewächse (Fetthenne). Die Blätter des Krauts schmecken pfefferartig.

Wirkung: Das Pfefferkraut hat seinen festen Platz in der Hildegard-Heilkunde. Die mittelalterliche Rezeptsammlung der Äbtissin enthält eine ganze Reihe von Anwendungsmöglichkeiten. Es wird roh gegessen, oder man kann es fein geschnitten wie Petersilie über das Essen streuen. Pfefferkraut senkt den Blutdruck und wirkt dadurch entspannend und beruhigend. Äußerlich wurde es früher als Packung gegen Warzen und Hühneraugen eingesetzt.

Steinklee (Meliotus officinalis)

Die aromatisch duftende Pflanze (Blüten duften nach Honig, Kraut nach Heu) gehört zur Familie der Schmetterlingsblütler. Sie wächst häufig an Wegrändern.

Wirkung: Neben Flavonoiden (Radikalefänger) enthält Steinklee vor allem Kumarine, durch die die Nervenerregbarkeit herabgesetzt wird. Daher wurde Steinklee früher als krampflösendes Mittel eingesetzt. Er ist ein hervorragendes Beruhigungs- und Schlafmittel. Er eignet sich für Tees, ist aber auch in Fertigarzneien erhältlich.

Steinklee findet man als Unkraut an feuchten Ackerrändern oder auch in Weinbergen. Der Duft der Pflanze erinnert stark an Waldmeister, der ebenfalls Kumarin enthält.

Wie man eine Abkochung macht

Für den Einsatz der Heilkräuter, die in der traditionellen chinesischen Medizin (TCM) verwendet werden, gibt es – wie überall auf der Welt – die vielfältigsten Möglichkeiten, von der Frischverwendung bis hin zum Trocknen. Die Abkochung ist dabei allerdings die ursprünglichste und intensivste Aufbereitung der Heilkräuter in der TCM. Wie dabei im Einzelnen vorgegangen wird, erfahren Sie hier:

▶ In ein feuerfestes Glasgefäß oder einen Keramiktopf (Metall sollte es nach Möglichkeit nicht sein) 3 bis 4 Tassen Wasser füllen, die vorgeschriebene Kräutermenge zugeben und den Topfinhalt auf dem Herd zum Kochen bringen.

▶ Die Kräuter leise weiter kochen lassen, bis sich das Volumen auf die Hälfte verringert hat (auf etwa 1 bis 2 Tassen).

▶ Den Kräutersud abseihen und zur Seite stellen.

▶ Danach nochmals 2 Tassen Wasser über die Kräuter gießen und diese erneut kochen, bis noch etwa die Hälfte (1 Tasse) der Flüssigkeitsmenge übrig ist.

▶ Jetzt den Sud wieder abseihen und mit der Brühe vom ersten Kochgang mischen.

▶ Zum Schluss die Gesamtmenge je nach Vorschrift und Anwendung in Portionen aufteilen, in den Kühlschrank stellen und vor dem Trinken wieder anwärmen.

Weißdorntee ist ein anerkanntes Mittel zur Regulierung der Herztätigkeit und Senkung des Blutdrucks. Seine Wirkung entfaltet sich aber erst bei kurmäßiger Anwendung über einen langen Zeitraum.

Weißdorn (Crataegus monogyna)

Der bis zu fünf Meter hoch wachsende Strauch oder Baum, dessen Zweige mit Dornen besetzt sind, wächst überall in unseren Breiten, sogar noch in Höhenlagen bis zu 900 Meter, und gehört zur Familie der Rosengewächse. Er blüht sehr üppig, weiß, mit doldenähnlichen Blütenständen im Mai und Juni. Im Herbst entwickelt der Weißdorn leuchtend rote Früchte. Die Blüten werden, kurz bevor sie sich öffnen, zusammen mit den Blättern gesammelt und sind ideal für einen Tee. Nach dem Trocknen sind die Blüten geruchlos und schmecken leicht bitter.

Wirkung: Weißdorn enthält als Hauptwirkstoffe Prozyanidine und Kalium. Diese verbessern die Durchblutung der Herzkranzgefäße, so dass der Herzmuskel besser mit Blut versorgt und das Herz vor Schädigungen geschützt wird. Kalium verstärkt außerdem den Wassertransport aus den Zellen zu den Nieren, dadurch sinkt der Flüssigkeitsanteil im Blut ab und der Druck verringert sich. Weißdorntees und -präparate senken zudem den Blutdruck und helfen dadurch sehr gut bei nervöser Unruhe und Schlaflosigkeit.

Windglocke (Codonopsis dangshen)

Die bis zu einem Meter hohe Pflanze wird auch als Bastardginseng bezeichnet. Sie sieht der Ginsengpflanze auch sehr ähnlich. Die Windglocke wächst vor allem in China.

Wirkung: Sie wirkt weniger stark als echter Ginseng. Verwendet wird die süßlich schmeckende Wurzel bei chronischer Müdigkeit und bei nervösen Erschöpfungszuständen. In der traditionellen chinesischen Medizin (TCM) wird sie oft anstelle von Ginseng eingesetzt, wenn die Wirkung nicht so stark sein muss. (Die Pflanze ist wesentlich billiger als Ginseng.) Die Anwendung erfolgt als Abkochung (siehe Kasten Seite 32). Die empfohlene Menge beträgt 10 bis 15 Gramm in zwei Portionen auf leeren Magen eingenommen.

Windgras (Gastrodia elata)

Diese mehrjährige Gebirgspflanze aus China trägt auch den Namen »Himmelshanf«. Auffallend ist ihr etwa zehn Zentimeter hoher aufrechter roter Stängel. Medizinisch genutzt werden aber nur die Wurzeln – der zentrale Wurzelstock und die dazugehörigen Knollen, die etwa die Größe von Eiern haben.

Wirkung: Die süß und zugleich scharf schmeckende Abkochung (Zubereitungsmethode siehe Kasten Seite 32) wird gegen nervöse Erschöpfung auf leeren Magen eingenommen. Sie soll auch bei Kopfschmerzen und Nervenschmerzen lindernd wirken. Als Dosierung werden fünf bis zehn Gramm in drei Dosen empfohlen.

Die traditionelle chinesische Medizin beruht auf einer zur westlichen Medizin völlig unterschiedlichen Betrachtungsweise des Organismus. Zur richtigen Anwendung chinesischer Heilpflanzen empfiehlt sich die Beratung durch einen in TCM ausgebildeten Arzt.

Teemischungen

Dynamiktee

Zutaten (für 1 Tasse): 20 g Ginsengwurzel • 15 g Rosmarinblätter
15 g Chinarinde • 10 g Eleutherokokkwurzel • 10 g Enzianwurzel
1/8 l Wasser
Zubereitung: 1 Teelöffel der Mischung mit kochendem Wasser überbrühen, 5 bis 7 Minuten ziehen lassen, abseihen. Morgens und abends
1 Tasse trinken.
Achtung Nicht bei Magenleiden und Bluthochdruck anwenden.

Aufbautee

Zutaten (für 1 Tasse): 5 Teile Johanniskraut • je 1 Teil Kornblumenblüten, Mateblätter und Ringelblumenblüten • 1/8 l Wasser
Zubereitung: 1 bis 2 Teelöffel der Mischung mit kochendem Wasser
überbrühen, 8 Minuten ziehen lassen, abseihen. Täglich 3 Tassen davon trinken.

Stärkungstee 1

Zutaten (für 1 Tasse): je 1 Teil Rosenblüten, Benediktenkraut,
Brennnesseln, grüner Hafer, Lavendelblüten, Basilikumkraut,
Tausendgüldenkraut • 1/8 l Wasser • etwas Honig
Zubereitung: 1 Esslöffel der Mischung mit kochendem Wasser über-
brühen, 5 bis 10 Minuten ziehen lassen, abseihen und mit Honig
süßen. Täglich 2 bis 3 Tassen davon trinken.

Stärkungstee 2

Zutaten (für 1 Tasse): je 1 Teil Johanniskraut, Melisse, Rosmarin
1/8 l Wasser • etwas Honig
Zubereitung: 2 Teelöffel der Mischung mit kochendem Wasser überbrühen, abseihen, mit Honig süßen. Täglich 3-mal frisch zubereiten.

Antistresstee 1

Zutaten (für 1 Tasse): 25 g Balsamkraut (Chrysanthemum
balsamita) • 75 g Fenchelfrüchte • 1/8 l Wasser

Die hier angegebenen Teemischungen können Sie sich in der Apotheke oder in Kräuterläden zusammenstellen lassen. Das ist oft sinnvoller, als eine Vielzahl von Kräutern zu kaufen und selbst zu mischen.

Die Kräutermischungen sollten in einem getönten Schraubglas (Blau- oder Braunglas) an einem kühlen Ort aufbewahrt werden.

Zubereitung: Von der Mischung 1 Esslöffel mit Wasser aufkochen, 3 bis 4 Minuten leise kochen lassen, abseihen. Kurmäßig pro Tag 3 bis 6 Tassen trinken.

Antistresstee 2

Zutaten (für 1 Tasse): 1 gehäufter TL Dillsamen • 1/8 l Wasser
etwas Honig, Kandis- oder brauner Zucker
Zubereitung: Die Dillsamen im Mixer oder Mörser zerkleinern, mit kochendem Wasser überbrühen, 10 Minuten zugedeckt ziehen lassen, abseihen und mit etwas Honig, Kandis- oder braunem Zucker süßen. Täglich mindestens 2 bis 4 Tassen davon trinken.

Antistresstee 3

Zutaten (für 1 Tasse): je 1 Teil Melisse, Lavendel, Johanniskraut
1/8 l Wasser • etwas Honig
Zubereitung: 1 Esslöffel der Kräutermischung mit kochendem Wasser überbrühen, 10 Minuten ziehen lassen, abseihen und mit Honig süßen. Täglich 3 bis 4 Tassen davon trinken.

Nervenberuhigungs- und Schlaftee

Zutaten: 1 Teil Hopfenzapfen • 3 Teile Baldrianwurzeln
Zubereitung: Von der Mischung 1 Teelöffel pro Tasse aufbrühen, 10 Minuten zugedeckt ziehen lassen. Bei großer Unruhe 1 bis 2 Tassen pro Tag trinken; für ruhigen und erholsamen Schlaf 30 Minuten vor dem Zubettgehen 1 Tasse trinken.

Hopfen und Baldrian haben einen äußerst herben, bitteren Geschmack. Daher ist der Nervenberuhigungs- und Schlaftee nur gut gesüßt zu genießen. Für Kinder sind eher Zubereitungen mit Melisse und Fenchel zu empfehlen.

Gemüse – Getreide – Obst

Artischocke (Cynara scolymus)

Das Distelgewächs aus dem Mittelmeerraum treibt auffällige Blütenköpfe aus. Die Artischocke enthält neben Flavonoiden (Radikalefänger), Karotinoiden, den B-Vitaminen und Vitamin C, Eisen und Magnesium vor allem den Bitterstoff Zynarin.

Wirkung: Artischocken wirken leberstärkend durch Zynarin und sind durch die Nervenvitamine der B-Gruppe, durch Eisen und Magnesium echte Nervenstärker. Sie helfen außerdem bei Erschöpfungszuständen. Die Inhaltsstoffe gibt es in konzentrierter Form als Dragees in Apotheken und Reformhäusern.

Tipp Die Blätter eignen sich auch für einen kräftig schmeckenden Stärkungstee: Maximal 1/2 Teelöffel der Blätter der Artischocke mit 1/8 Liter kochendem Wasser überbrühen, 5 Minuten ziehen lassen und mit Honig süßen; in kleinen Schlucken trinken. Eine höhere Dosierung ist wegen der Bitterstoffe nicht ratsam.

Avocados sind nicht nur Nervennahrung, sondern auch ein kulinarischer Genuss. Das Fruchtfleisch darf allerdings nicht gekocht werden (z. B. für Cremesuppen), weil es sonst einen bitteren Geschmack bekommt.

Avocado (Persea americana)

Die birnenähnliche, dunkelgrüne Avocado ist die Frucht eines immergrünen südamerikanischen Lorbeergewächses. Die strauch- bis baumförmige Pflanze wird vor allem in Kalifornien, Florida, Südafrika und Israel für den Markt angebaut. Avocados enthalten wertvolle Eiweiße und Fette, außerdem auch noch eine spezielle Zuckerverbindung, die sie zur idealen Nervennahrung machen.

Wirkung: Durch die spezielle Zuckerart Mannoheptulose (ein Kohlenhydrat) sorgt die Avocado für eine bessere Energieversorgung der Nerven- und Gehirnzellen. Das macht geistig fit, stärkt die Konzentration und verbessert die Laune.

Bockshornklee (Trigonella foenum-graecum)

Diese Kleepflanze wird 30 bis 60 Zentimeter hoch, ihre Früchte sehen wie die Hörner eines Bocks aus und werden schon seit über 2000 Jahren zu Heilzwecken genutzt. Sie enthalten u. a. Schleimbestandteile, Öl, Alkaloide und Saponine.

Wirkung: Zu Brei gekocht und äußerlich angewendet regen Bockshornkleesamen die Durchblutung an und heilen Eiterungen aus. Innerlich angewendet (z. B. angeröstet über Salat gestreut) stärken sie durch ihren Gehalt an dem vitaminähnlichen Cholin (siehe Seite 21) die Nerven, steigern Konzentration und Gedächtnisleistung.

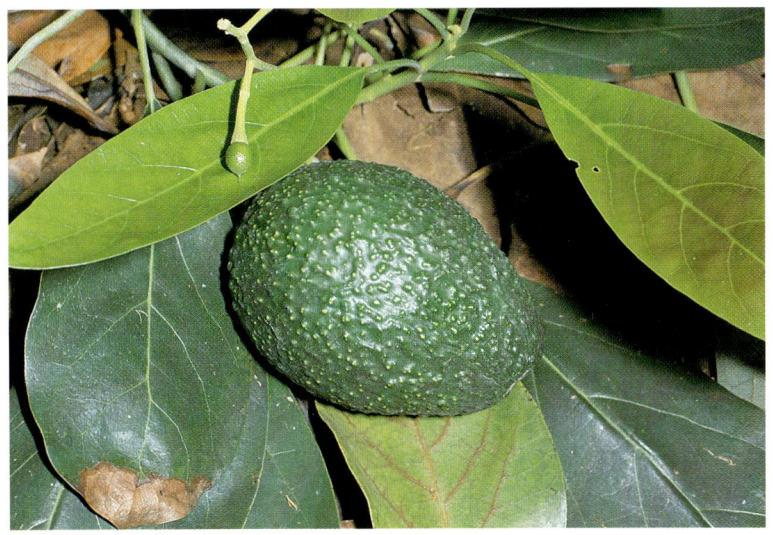

Die Avocado enthält sehr viel Kalium, Folsäure und Vitamin B6. Trotz ihres hohen Fettgehalts ist sie aufgrund der in ihr enthaltenen Enzyme leicht verdaulich.

Bohnen, dicke (Vicia faba)

Die winterfeste Bohnenpflanze, die auch Saubohne oder Puffbohne genannt wird, wird etwa 30 bis 180 Zentimeter hoch; sie stammt vermutlich aus Nordafrika und ist eine uralte Kulturpflanze, die schon in der Steinzeit als Nahrung diente.

Wirkung: Getrocknete dicke Bohnen enthalten u. a. Nikotinamid (Vitamin B2) und die zur Vitamin-B-Gruppe zählende Pantothensäure. Das macht Bohnen zur Nervennahrung. Sie dürfen aber nur gegart gegessen werden, da sie roh z. B. Darmentzündungen hervorrufen können. Neben vielen köstlichen Bohnengerichten kann schon ein Absud der weißen Bohne nervenberuhigende Wirkungen in Stresssituationen haben.

Brombeere (Rubus fruticosus)

Der Strauch aus der Gattung der Rosengewächse trägt dunkelrote bis tiefschwarze glänzende Beeren und hat durch vielfache natürliche Kreuzung über 300 wild wachsende Arten gebildet. Die Ende Juli bis August reifenden Früchte sind eine Delikatesse.

In früheren Zeiten wurden Brombeerbüsche als Zaubersträucher verehrt. Wer unter besonders langen, überhängenden Ranken hindurchging, konnte dadurch Krankheiten von sich abstreifen.

Wirkung: Die Brombeere ist eine uralte Heilpflanze. Im alten Ägypten nannte man sie Ibisblut und wendete sie gegen vielerlei Krankheiten an. Saft und Fleisch der Beeren enthalten besonders viele Karotinoide, die die Kerne vor freien Radikalen schützen und vor allem das Stresshormon Adrenalin vor der Oxidation bewahren. Außerdem binden sie Kupfer – zu viel Kupfer im Organismus kann zu Nervosität und Konzentrationsschwäche führen. Brombeeren enthalten auch viel Vitamin C, haben dadurch eine günstige Wirkung auf das Immunsystem und beugen Infektanfälligkeit vor.

Dattel (Phoenix dactylifera)

Die Frucht der Dattelpalme, die 30 Meter hoch werden kann, wird in den Tropen, im gesamten Nahen Osten und in Nordafrika frisch verzehrt. Auch die Knospen und der Saft der Dattelpalme sind genießbar. Bei uns ist sie fast ausschließlich getrocknet erhältlich und nur selten frisch auf dem Markt zu kaufen.

Wirkung: Die Dattel wirkt verdauungsfördernd und sorgt durch ihren hohen Gehalt an Pantothensäure (Vitamin B5) für einen schönen Teint. Ihr schnell löslicher Zucker ist eine hervorragende Nervennahrung. Gerade bei Menschen, die sehr viel mit dem Kopf arbeiten, und bei Schulkindern fördert sie die Konzentration. Kurz vor dem Zubettgehen gegessen können Datteln auch als Einschlafhilfe wirken.

Dinkel (Triticum spelta)

Dinkel, eine Weizenart, ist auch unter den Namen »Schwabenkorn« und »Vesen« bekannt. Aus den Körnern gewinnt man ein gelbliches Mehl, die Hüllspelzen werden für die Füllung der heilsamen Dinkelkissen verwendet, ein Rezept aus der Hildegard-Heilkunde, das schädigende Wasser- und Erdstrahlen abhalten soll.

Dinkelfüllungen passen sich beim Schlafen den Krümmungen der Halswirbelsäule und des Kopfs genau an, was gerade bei Neigung zu Kopfschmerzen, Zahnschmerzen oder Schlafstörungen wirklich sehr angenehm sein kann.

Datteln gehören zu den ältesten zur Ernährung angebauten Früchten. Sie haben es in sich: Schon drei bis vier der süßen Früchte enthalten gut ein Drittel des Tagesbedarfs an Eisen.

Wirkung: Die uralte Getreidesorte Dinkel ist eine ausgezeichnete Nervennahrung, verbessert die Stimmung und die Fließeigenschaften des Bluts. Dinkel besitzt die Aminosäure Tryptophan und unterstützt dadurch die Botenstoffe (Neurotransmitter), die für positive Nervenreize verantwortlich sind und froh stimmen. Wie erst kürzlich entdeckt wurde, enthält Dinkel auch den Stoff Thiozyanat. Dabei handelt es sich um eine körpereigene Substanz, die im Abwehrsystem eine sehr wichtige Rolle spielt.

Dinkel in der Ernährung schützt vor seelischen und körperlichen Krankheiten. Viele Ernährungsfachleute und Ärzte empfehlen deshalb dreimal täglich Dinkel in beliebiger Form zu sich zu nehmen.

Holunder (Sambucus nigra)

Der Holunderbusch (auch Hollerbusch oder Holderbusch) aus der Familie der Geißblattgewächse gilt seit der Antike als Heilpflanze. Der fast zehn Meter hohe Strauch, der praktisch überall gedeiht, hat gelblich weiße Blüten (Doldenrispen) und trägt im Herbst schwarze, saftreiche Beeren.

Wirkung: Bekannt ist vor allem der Holunderblütentee (oft fälschlich Fliedertee genannt), der stark schweißtreibend wirkt. Die dunklen Holunderbeeren werden zu Saft und Marmelade verarbeitet. Sie enthalten viel Vitamin C, das B-Vitamin Niazin, das unentbehrlich für Nerven- und Gehirnfunktion (siehe Seite 22f.) ist, sehr viel Kalium, das entwässernd und blutdrucksenkend wirkt, außerdem viel Fluor und Karotinoide (Vorstufe von Vitamin A). Die Blüten enthalten u. a. Flavonoide, die die Vitamine C und A vor freien Radikalen schützen.

Johannisbeere (Ribes spp.)

Die Johannisbeere, ein mehrjähriger Strauch, der sich sehr gut für den Garten eignet, gehört zur Gattung der Steinbrechgewächse. Die Hauptsorten haben rote (Ribes rubrum) oder schwarze (Ribes nigrum) Beeren. Sie zählen zu den wirksamsten Gesund- und Fitmachern unter allen Obstarten.

In vielen Bäckereien und Reformhäusern gibt es mittlerweile neben Dinkelbrot und -brötchen auch Dinkelnudeln, -kaffee und -suppen.

Wirkung: Die etwas säuerlich schmeckenden Beerenfrüchte sind wahre Stimmungsaufheller und geben jede Menge Schwung. Johannisbeeren enthalten nicht nur Vitamin C in hoch konzentrierter Dosierung (schon 35 Beeren decken allein den Tagesbedarf), sondern auch jede Menge B-Vitamine, z.B. Niazin. Am besten wirken Johannisbeeren, wenn man sie frisch isst. Aber auch schonend zubereitete Säfte aus den Früchten sind eine ausgesprochen wertvolle und zudem schmackhafte Nervennahrung.

Reife Mangos erkennt man an der »Schnupperprobe«: je reifer die Frucht, desto stärker ihr Aroma. Das Fruchtfleisch haftet sehr fest am harten Kern und muss mit einem scharfen Messer in mundgerechten Stücken abgeschnitten werden.

Mango (Mangifera indica)

Die Sorte »indica« wird unter den rund 40 Mangoarten am häufigsten angebaut. Der bis zu 30 Meter hohe Baum hat eine sehr typische, kugelige Krone. Die in den Farben Grün, Gelb und Rot vorkommenden Steinfrüchte sind birnenförmig und können bis zu zwei Kilogramm schwer werden.

Wirkung: Die Früchte haben viel Vitamin A (zur Sehkraftstärkung), C (zur Infektabwehr), E (Antioxidanz), Niazin (für Nerven und Schlaf), Pantothensäure (für Stressabwehr) und Vitamin B6 (unerlässlich für die Eiweißsynthese). Mangos stärken deshalb vor allem die Nerven, das Immunsystem und sorgen für Lebensfreude. Der hohe Zinkanteil ist ebenfalls Nervennahrung und gut für die Libido. Außerdem ist die Mango auch noch ein echter Leckerbissen.

Salat (Lactuca sativa)

Grüne Salate wie Kopfsalat, Endivien-, Feld- oder Eisbergsalat sind nicht nur kalorienarm und bekömmlich, sondern werden meistens preiswert angeboten und wachsen außerdem in jedem Garten.

Wirkung: Salate versorgen den Organismus mit wertvoller Nervennahrung. Ihr hoher Gehalt an Chlorophyll, dem grünen Pflanzenfarbstoff, fördert die Bildung des roten Blutfarbstoffs und damit auch die Blutversorgung des Gehirns.

Der Kopfsalat (Gartenlattich) beispielsweise enthält wie alle Latticharten den Wirkstoff Laktukarium. Dieser wirkt beruhigend, schlaffördernd und sogar schmerzlindernd. Die schlafwirksamen Inhaltsstoffe der grünen Salate sind hitzeempfindlich und – was viel gravierender ist – fettlöslich! Sie werden erst herausgelöst, wenn der Salat mit Öl angemacht wird. Freilandware wirkt übrigens weit besser als Treibhaussalat. Auch sollte wenigstens ein Teil der Blattrippen mitgegessen werden. Dem höheren Nitratgehalt können Sie durch Zitronensaft begegnen – sein Vitamin C bannt die Nitratgefahr.

Der Feldsalat (Valerianella rocusta), auch Ackersalat, Rapunzel oder Sonnenwirbelchen genannt, gehört zur Gattung der Baldriangewächse. Seine Beruhigungswirkung ist deshalb besonders gut. Außerdem kräftigt er das Herz und beugt Infarkten vor, denn er enthält große Mengen an Magnesium, wie übrigens alle grünen Salate. Ein weiterer wichtiger Bestandteil ist das Eisen; es ist wichtig für die Blutversorgung. Feldsalat enthält außerdem sehr viel Beta-Karotin, die Vorstufe von Vitamin A, das sehr wichtig für alle Schleimhäute und für das Immunsystem ist.

Wichtig bei der Zubereitung von Feldsalat: Nie ohne Öl und möglichst mit Zitronensaft anmachen. Nur so können die wichtigen Inhaltsstoffe wirksam werden, z. B. auch das genannte Beta-Karotin, das ein ausgezeichneter Radikalefänger ist.

Leckerbissen für die Nerven

▶ **Der Muntermacher**

10 Gramm Spargelpulver (etwa 1 Esslöffel) in einem Glas mit leicht angewärmter Milch auflösen und langsam trinken. Am besten kurmäßig etwa 1 Monat lang anwenden. Gilt als ein Mittel zur psychischen Aufhellung und zur Luststeigerung.

▶ **Der Starkmacher**

Samen des Bockshornklees in einer Pfanne rösten und im Mörser zerstoßen. Über Blattsalat streuen. Schmeckt etwas bitter, aber der Salat wird dadurch zum Kräftigungsmittel.

▶ **Der Mutmacher**

Für 4 Personen 250 Gramm Sojasprossen waschen, in kochendem Wasser 3 Minuten garen, abgießen. 2 Lauchzwiebeln fein schneiden, 3 Kiwis schälen und würfeln.
1 Bund gemischte Kräuter hacken. Sojasprossen, Lauchzwiebeln, Kiwis und Kräuter mit Zitronensaft, Pfeffer und Maiskeimöl anrichten. 1 Esslöffel grob gehackte Pistazienkerne darüber streuen. Ein feiner Salat, der gut schmeckt und bei Ängstlichkeit und Unsicherheit helfen soll.

Sellerie (Apium graveolens)

Das ursprüngliche Wildgemüse aus der Gattung der Doldenblütler ist so robust, dass es in jedem Garten angepflanzt werden kann. Es gibt die Sorten Knollen-, Schnitt- oder Stangensellerie. Sie sind allesamt aromatisch und wohlschmeckend.

Wirkung: In alten Arzneibüchern wird die Pflanze noch als Heilmittel geführt. Und das zu Recht. Denn Sellerie enthält z.B. außer Vitamin B12 alle anderen B-Vitamine. Dadurch ist er ideal für stressgeplagte Menschen und für Menschen, die viel lernen und sich konzentrieren müssen. Schon Hippokrates empfahl Sellerie als Antistressmedizin. Sellerie ist aber auch für uns eine ideale Nerven- und Gehirnnahrung. Er schützt uns vor nervösen Störungen, vor Gereiztheit und depressiven Verstimmungen, die oft auf einen Vitamin-B-Mangel zurückgehen. Außerdem wirkt Sellerie harntreibend, was gut für die Nieren ist, und wehrt Infektionen der Harnwege ab. Sellerie regt den Darm an, leitet Blähungen ab, hält Leber und Augen, Haut und Haare gesund. Sowohl die Knollen oder Stangen als auch die Blätter und Samen von Sellerie (die Samen liefern ätherische Öle) haben heilsame Wirkungen. In der Naturheilkunde wird Sellerie gegen Lungenkatarrh, bei Gicht und rheumatischen Erkrankungen eingesetzt.

Sellerie ist ein sehr gesundes Gemüse, leider aber auch ein stark allergisierendes Lebensmittel. Wenn Unverträglichkeitserscheinungen nach dem Genuss von Suppengemüsemischungen, Kräutersalz oder anderen Würzmischungen auftreten, ist häufig der darin enthaltene Sellerie der Auslöser.

Soja (Glycine max)

Soja ist ein ursprünglich in Ostasien (in China seit 5000 Jahren bekannt) wild wachsender Schmetterlingsblütler, der mittlerweile fast weltweit in großen Mengen als Nahrungsmittel angebaut wird. Die Pflanzen sind einjährig, borstig behaart und werden bis zu 80 Zentimeter hoch. Verarbeitet werden die jungen Sprossen und die Bohnen der Hülsenfrucht. Aus ihnen gewinnt man Sojamilch, Tofu und Sojaöl.

Wirkung: Soja ist das einzige pflanzliche Nahrungsmittel, dessen Eiweiß das tierische völlig ersetzen kann, denn es enthält Aminosäuren, die normalerweise nur in Fleisch vorkommen. Vor allem in der vegetarischen Kost kann Soja deshalb als wertvoller Fleischersatz dienen. Sojaeiweiß ist sehr leicht verdaulich und gilt deshalb auch als Schonkost.

In Sojaprodukten sind außerdem große Mengen an Lezithin enthalten, das als Nervennahrung geradezu unentbehrlich ist (siehe Seite 19f.). Das wertvolle Sojaöl enthält sehr viel Vitamin E (Antioxidanz, »Verjüngungsvitamin«). Die Wirkstoffe Phosphatidylcholin und Inositol beruhigen die Nerven auf sanfte Weise und steigern zudem die Konzentrationsfähigkeit.

Weine – Säfte – Honig – Öle

Aronstabwurzelwein

Als Naturheilmittel geeignet ist nur der Wurzelstock der Pflanze, die roten Beeren sind giftig.

Da der Aronstab unter Naturschutz steht, wird er heute für die Hildegard-Heilkunde eigens angebaut. Hildegard von Bingen verordnete diesen Wein bei schweren Nervenproblemen wie bei Depressionen und Melancholie.

Zutaten: 12 g Aronstabwurzeln • 1 l Wein (Sorte nach Geschmack)
Zubereitung: Die Wurzeln 5 Minuten im Wein kochen, abseihen, nach dem Abkühlen in eine getönte Flasche füllen und 2- bis 3-mal täglich 1 Likörglas davon trinken.

Baldrianzubereitungen

Baldriantinktur

Zutaten: 40 g frische oder getrocknete Baldrianwurzeln (oder Baldrianpulver aus der Apotheke) • 200 ml 70-prozentiger Alkohol (Weingeist)
Zubereitung: Die Wurzeln im Mörser oder der Küchenmaschine zerkleinern (oder Baldrianpulver verwenden). In ein Einmachglas oder ein leeres Marmeladenglas geben und mit dem Alkohol übergießen; Deckel schließen und mindestens 2 Wochen lang ziehen lassen. Dann abseihen und bei Trübung eventuell filtern. In eine dunkle Flasche (Braunglas) mit Tropfaufsatz abfüllen. Die Flasche gut verschließen

Im Reformhaus gibt es mittlerweile eine breite Palette von Sojaprodukten. Es gibt Flocken für das Müsli, Sojanudeln und Sojagranulat, das sich statt Hackfleisch z. B. für Gemüsefüllungen eignet.

und kühl aufbewahren, damit der Alkohol nicht verdunstet. Von allen Baldrianzubereitungen ist die Tinktur am wirksamsten. Als empfohlene Dosierung sollte täglich 1 Teelöffel auf Würfelzucker oder mit etwas Flüssigkeit verdünnt (Tee oder Wasser) als Nervennahrung eingenommen werden.

Baldrianwein

Zutaten: 3 EL Baldrianwurzeln • 1 l Weißwein

Zubereitung: Die Wurzeln in einem gut verschließbaren Glas mit dem Wein übergießen und danach etwa 2 Wochen lang ziehen lassen. Anschließend abseihen und sorgfältig filtern (z. B. durch einen Kaffeefilter). Über den Tag verteilt insgesamt etwa 1 Glas (100 Milliliter) davon als Nervennahrung trinken.

Honig

Bienenhonig ist wie jedes glukosehaltige Nahrungsmittel eine ganz hervorragende Nervennahrung. Das Honigbrötchen zum Frühstück, Honig in Heiltees, Honig in heißer Milch – es gibt viele Möglichkeiten, mit Honig den Nerven etwas Gutes zu tun.

Wer keine Allergieprobleme damit hat (Pollenallergiker vertragen gelegentlich keinen Honig), kann aus unzähligen Sorten direkt beim Imker oder im Reformhaus wählen.

Holunderzubereitungen

Holunderblütenwasser

Zutaten: 5–7 frische Holunderblütendolden • 2 Messerspitzen Weinsteinsäure (Apotheke oder Reformhaus) • 1 l Wasser • etwas Honig

Zubereitung: Die abgezupften Holunderblüten unter fließendem Wasser gut abspülen und anschließend in ein großes Glas geben. Die Weinsteinsäure in abgekochtem Wasser verrühren und danach über die Blüten gießen. Abgedeckt 1 Tag lang ziehen lassen und danach abseihen. Nach Geschmack mit etwas Honig süßen und über den Tag verteilt als Nervennahrung trinken.

Nur durch Kaltschleudern gewonnener Honig enthält wertvolle Inhaltsstoffe. Um diese zu erhalten, sollte man Honig nicht stark erhitzen und als Süßungsmittel erst dem leicht abgekühlten Tee zusetzen.

Holundermilch

Zutaten: 2–3 frische Holunderblütendolden • 2 Tassen Milch
1 Prise Zimt oder Vanille • etwas Honig
Zubereitung: Die Dolden mit kalter Milch ansetzen und zum Kochen bringen. 5 Minuten lang ziehen lassen, abseihen, anschließend Zimt oder Vanille zugeben und mit Honig gesüßt als Nervennahrung trinken.

Holundersaft

Zutaten: Holunderbeeren • eventuell Zucker
Zubereitung: Entweder im Dampfentsafter entsaften und in sterile Flaschen abfüllen oder die Beeren mit etwas Wasser aufkochen und über Nacht durch ein Tuch laufen lassen oder abpressen. Den Saft dann zur Haltbarmachung entweder mit Haushaltszucker aufkochen (500 Gramm auf 1 Liter Saft) oder im Einmachtopf bei 80 °C etwa 30 Minuten lang sterilisieren.

Hopfenzubereitungen

Hopfenmilch

Zutaten: 2 TL getrocknete Hopfenzapfen • 1 große Tasse Milch
1 TL Honig
Zubereitung: Hopfen mit der Milch aufkochen, Honig zugeben und zugedeckt 7 Minuten ziehen lassen, abseihen und kurz vor dem Zubettgehen trinken.

Hopfentinktur

Zutaten: 50 g frische Hopfenzapfen • 100 ml 70-prozentigen Alkohol (Weingeist)
Zubereitung: Die Hopfenzapfen in ein gut verschließbares Glas füllen, mit dem Alkohol übergießen und 7 bis 9 Tage im geschlossenen Gefäß ziehen lassen (geeignet sind verkorkte oder verschraubte Flaschen). Dann abseihen, filtern (z. B. durch einen Kaffeefilter) und in eine getönte Flasche (Braunglas) füllen. Für einen guten Schlaf 1 Stunde vor dem Zubettgehen 1 bis 2 Teelöffel davon einnehmen.

Hopfenernte ist im August/September; in dieser Zeit bekommen Sie auch frische Hopfenzweige mit Zapfen auf örtlichen Märkten in Süddeutschland. Aus den duftenden, sehr dekorativen Zweigen kann man einen Kranz schlingen und als schlaffördernde »Aromatherapie« im Schlafzimmer aufhängen.

Johanniskrautzubereitungen

Johanniskrautöl

Zutaten: 200 g frische Johanniskrautblüten • 1/2 l Olivenöl

Zubereitung: Die Blüten in der Küchenmaschine zerkleinern und in einem verschließbaren Einmachglas mit dem Öl übergießen. Deckel schließen. In die volle Sonne (Fensterbank) stellen; die wertvollen Stoffe werden so am besten aus den Blüten herausgelöst. Täglich 1-mal schütteln. Nach 3 Wochen durch ein Tuch (Stofftaschentuch) filtern, die Blüten darin gut auspressen. In eine getönte Flasche abfüllen und in einem dunklen Raum aufbewahren.

Johanniskraut wächst im Hochsommer an sonnigen Plätzen auf magerem Boden. Die Erntezeit liegt im Juli und August. Geerntet werden dabei das Kraut und die Blüten.

Johanniskrauttinktur

Zutaten: 50 g frische oder getrocknete Johanniskrautblüten
200 ml 70-prozentiger Alkohol

Zubereitung: Die Blüten zwischen den Fingern zerbröseln. In einem Glas mit dem Alkohol übergießen, Deckel schließen und 2 Wochen ziehen lassen. Dann abseihen und eventuell filtern. Danach in eine dunkle Flasche (Braunglas) mit Tropfaufsatz abfüllen, gut verschließen und an einem kühlen Ort aufbewahren.

Wer keine Lust hat, Johanniskrautöl oder -tinktur selbst herzustellen, kann auch fertige Produkte (Öl, Tinktur oder Kapseln) im Reformhaus oder in der Apotheke bekommen.

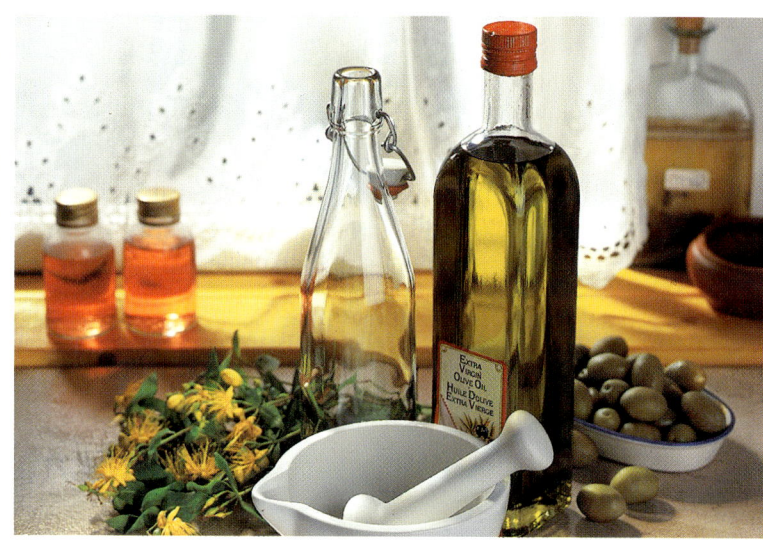

Lavendelwein

Zutaten: 2 gehäufte EL frische oder getrocknete Lavendelblüten
1 l Weiß- oder Rotwein
Zubereitung: Die Lavendelblüten in einen Topf geben, mit dem Wein übergießen und kurz aufkochen. Ziehen lassen, bis der Wein wieder abgekühlt ist. Danach abseihen. Jeden Tag nach den Mahlzeiten 1 Glas (100 Milliliter) davon trinken.

Rosenzubereitungen

Rosenzucker

Zutaten: stark duftende, frische Rosenblätter von Heckenrosen
Zucker
Zubereitung: Die Rosenblätter (im Juni oder Juli gesammelt) auf ein Tuch legen und damit vorsichtig einrollen. Mit einem weiteren Tuch umwickeln und 2 Tage in einem Raum liegen lassen, in dem keine störenden Düfte auftreten. Danach die angewelkten Rosenblätter zerschneiden und mit einem nicht metallischen Mörser zerstoßen. In einem Glas- oder Keramikgefäß auf 1 Teil Rosenblätter 2 Teile Zucker geben und zusammen nochmals zerstoßen. Dann in ein Schraubglas füllen und 2 Monate lang an die Sonne stellen. Jeden Tag 1-mal kräftig durchschütteln. Danach dunkel aufbewahren. Täglich 3 Teelöffel davon über den Tag verteilt einnehmen. Rosenzucker wirkt auf angenehmste Weise herz-, magen- und nervenstärkend.

Rosensirup

Zutaten: Rosenblätter • Wasser • Zucker
Zubereitung: Frische Rosenblätter in einem Steinguttopf mit der 3fachen Menge kochenden Wassers aufbrühen. Den Topf gut abdecken und 12 Stunden ziehen lassen. Danach die Blätter ausdrücken und abseihen. Den Rosensaft in einem zugedeckten Topf kurz aufkochen und über frische Rosenblätter gießen. Dabei das gleiche Verhältnis wählen wie beim ersten Aufguss. Den Vorgang anschließend noch ein drittes Mal wiederholen. Die Rosenblätter jedesmal kräftig ausdrücken. Jetzt

Aus den Blütenblättern der Rose wird durch Destillation Rosenöl gewonnen. Rosenöl wirkt harmonisierend auf die Psyche. Erhältlich ist echtes Rosenöl in Naturkosmetik- und Naturkostläden, aber auch in Reformhäusern und Fachgeschäften für Aromaöle.

den Rosensaft abseihen und mit der halben Menge Zucker mischen; unter leichtem Erwärmen kräftig rühren, bis die Mischung zu Sirup eingedickt ist. Anschließend in kleinere sterile Flaschen füllen und gut verschließen. Dunkel und kühl aufbewahren. 1- bis 3-mal täglich 1 Teelöffel des Rosensirups einnehmen. Der Sirup stärkt Herz und Nerven und wirkt auch anregend auf Leber und Gallenblase (und damit leicht abführend).

Rosmarinsträucher lassen sich auch bei uns gut im Garten an einer sonnigen, trockenen Stelle ziehen. In sehr geschützter Lage kann er auch mit leichter Bodenabdeckung überwintern, sonst zieht er über die Frostmonate auf eine kühle Fensterbank um.

Rosmarinwein

Zutaten: 1 l Rotwein (Sorte nach Geschmack) • 20–30 g frische Rosmarinblätter

Zubereitung: Wein vorsichtig in ein Literglas umfüllen. Die Rosmarinblätter in die Flasche geben und den Wein wieder einfüllen. Flasche verkorken und den Ansatz etwa 5 Tage lang ziehen lassen. Danach ohne Blätter (gefiltert) in eine andere Flasche umfüllen. Zu den Mahlzeiten jeweils 1 Glas (100 Milliliter) davon trinken.

Rosmarin enthält ätherische Öle (Pinen, Kineol etc.), viel Kalzium, Eisen und Vitamin C. Die Öle wirken nerven- und herzstärkend sowie kreislaufanregend.

Der Rosmarinwein wurde schon von Pfarrer Sebastian Kneipp empfohlen und wirkt nervlich bedingten Erschöpfungszuständen entgegen bzw. hilft, sie möglichst rasch zu überwinden.

Schwarzkümmelmilch

Zutaten: 1/2 l Milch • 5 EL original ägyptisches Schwarzkümmelöl 3 EL Honig

Zubereitung: Die Milch in einen Topf geben und auf dem Herd leicht erwärmen. Das Schwarzkümmelöl einrühren und den Topf vom Herd nehmen. Den Honig unterrühren. Jeweils vor den Mahlzeiten 1 bis 2 Esslöffel einnehmen.

Der nervöse Magen beruhigt sich, Sodbrennen klingt ab, die Verdauung normalisiert sich, die Nervenanspannung lässt nach. Bei Bedarf kann die Dosis erhöht werden.

Das Öl aus der Pflanze Nigella sativa (ägyptischer Schwarzkümmel) hat eine stimmungsaufhellende Wirkung. Es verbessert außerdem das Befinden von Frauen beim prämenstruellen Syndrom (PMS). In Apotheken gibt es Kapseln mit original ägyptischem Schwarzkümmelöl. Täglich 3-mal 2 Kapseln werden empfohlen.

Pollenwein

Zutaten: 500 g pulverisierter Pollen • Zucker • Wasser
Zubereitung: Pollen in eine Schüssel geben, knapp mit Wasser bedecken, zu einem Brei verrühren und 3 Tage zugedeckt ziehen lassen. Dann zur Menge des Breis die 3fache Menge lauwarmes Wasser geben und pro 1/2 Liter etwa 120 Gramm Zucker hineinrühren. Alles in ein Gärgefäß (kleiner Glasballon oder größere bauchige Flasche) füllen, eventuell einen Gäraufsatz anbringen (gibt es in größeren Haushaltsgeschäften) und bei Zimmertemperatur gären lassen. Wenn der Gärprozess nach etwa 3 Wochen beendet ist, den fertigen Wein mit einem Schlauch abziehen oder abgießen und filtern. Pro Tag 100 bis 200 Milliliter davon trinken.
Pollenwein enthält wertvolle Eiweiße, ungesättigte essenzielle Fettsäuren (wichtig für das Immunsystem), reichlich Vitamine, die Gehirnnahrung Glutamin und unentbehrliche Mineralstoffe. Außerdem das Glykosid Rutin, das zu den Bioflavonoiden zählt und u. a. die Blutgefäßwände stärkt.

Wein, gelöschter

Zutaten: 200 ml Weiß- oder Rotwein (Sorte nach Geschmack)
1 Likörglas (20 ml) Wasser
Zubereitung: Wein aufkochen, 1 Minute leise kochen, mit dem kalten Wasser ablöschen. An Tagen mit starker Stimmungsschwankung kann bis zu 1 Liter davon getrunken werden. Da durch das Kochen der Alkohol verfliegt, gibt es keine Berauschung.
Hildegard von Bingen bezeichnete gelöschten Wein als das stärkste Mittel gegen Stimmungsschwankungen, Stress und Schlafstörungen.

Schon die alten Ägypter haben Schwarzkümmel auf ihre Brote gestreut, zur Verbesserung der Harnausscheidung und gegen Blähungen und Bauchschmerzen.

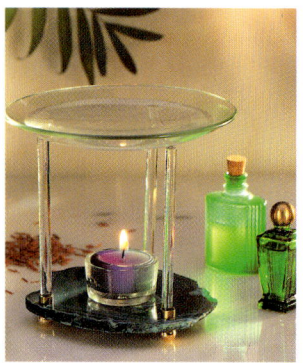

Aromaöle, in eine Duft-lampe gegeben, verbreiten einen angenehmen Duft und helfen dabei, sich richtig zu entspannen.

Nerven und Psyche

Körper und Psyche leiden, wenn unser Nervensystem geschädigt ist. Mit gezielt eingesetzten Mitteln zur Nervennahrung, wie sie im vorhergehenden Kapitel beschrieben wurden, kann fast immer auf sanfte Weise Abhilfe geschaffen werden. Es empfiehlt sich aber, vor Anwendung der hier vorgestellten Rezepturen erst einmal die Steckbriefe der darin enthaltenen Mittel genau nachzulesen (siehe Seite 24ff.). Welche Kräuter und Heilmittel bei den jeweiligen Beschwerden ratsam sind, ist nebenstehend in der Randspalte aufgelistet.

Alpträume

Träume mit negativ emotionalen Inhalten legen sich als nervliche Beklemmung auf das Gemüt. Alpträume treten vor allem in seelischen Krisen und bei einschneidenden Veränderungen auf, beispielsweise in der Pubertät, bei beruflichen Umstellungen und während der Wechseljahre. Oft werden die Betroffenen vor Entsetzen aus dem Schlaf gerissen. Die schrecklichen Bilder können sie noch in den Tag hinein verfolgen. Bestimmte Alpträume kehren immer wieder. Besonders betroffen sind Menschen mit Atemwegserkrankungen, starkem Übergewicht und Bluthochdruck; sie wachen meist schweißgebadet auf.

So helfen Naturheilmittel

Mittel gegen Alpträume:
▶ Anis
▶ Melisse

▶ Anistee
Zutaten (für 1 Tasse): je 1 TL Anis und Kümmel • 1/8 l Wasser
etwas Zucker oder Honig
Zubereitung: Anis und Kümmel mischen, mit kochendem Wasser überbrühen und 10 Minuten zugedeckt ziehen lassen. Abseihen, nach Geschmack mit Zucker oder Honig süßen und vor dem Schlafengehen in kleinen Schlucken trinken.

▶ Aniskuchen zur Entspannung

Zutaten: 230 g Butter • 70 g grober Zucker • 40 g Puderzucker
500 g Mehl • 1 gehäufter EL gemahlene Anisfrüchte • etwas Salz
Zubereitung: Butter schaumig rühren, Zucker und Puderzucker zugeben und nochmals kräftig schlagen. Dann Mehl mit Anis und etwas Salz mischen, mit der Butter zu einem glatten Teig rühren. Den Teig in Törtchenformen oder eine Springform geben und im vorgeheizten Backofen bei 190 °C (Umluft 170 °C, Gas Stufe 3) ca. 15 Minuten backen. Nachmittags und abends mehrere Stücke davon essen.

▶ Melissentee

Zutaten (für 1 Tasse): 1 TL Melissenblätter • 1/8 l Wasser
etwas Honig
Zubereitung: Melissenblätter mit kochendem Wasser überbrühen, 5 bis 7 Minuten ziehen lassen, abseihen und mit Honig süßen. Vor dem Zubettgehen trinken.

Ätherische Öle

▶ Massage

7 Tropfen ätherisches Anisöl mit 50 Milliliter Jojobaöl vermischen, zur abendlichen Ganzkörpermassage verwenden (wegen des Kumaringehalts nur 1-mal wöchentlich durchführen).

▶ Aromatherapie

3 bis 5 Tropfen ätherisches Öl der Melisse in der Duftlampe oder einem Schälchen mit Wasser auf dem Stövchen verdampfen lassen.

Angstzustände

Negative Gedanken, eine ungewisse Zukunft, der drohende Verlust des Arbeitsplatzes, Überforderung und zu viel Stress lösen oft tiefe Ängste aus. Schneller Puls, feuchte Hände, trockener Mund, ein Würgen im Hals sind auffallende Symptome. Dauert die ängstliche Anspannung über lange Zeit, löst das vegetative Nervensystem diese Symptome manchmal auch ohne erkennbaren Anlass aus.

Trinken Sie zum Aniskuchen einfach einmal eine Tasse Anistee – eine hervorragende Ergänzung.

Für das Schlafzimmer gibt es auch Duftlampen mit einer elektrischen Birne. Besonders bei Kindern und älteren Leuten bieten sie ein höheres Maß an Sicherheit als eine offene Kerzenflamme.

So helfen Naturheilmittel

▶ Baldriantee

Zutaten (für 1 Tasse): 1 gehäuften TL Baldrianwurzel • 1/8 l Wasser
Zubereitung: Baldrianwurzeln mit dem Wasser kalt ansetzen, zugedeckt zum Kochen bringen und 10 Minuten ziehen lassen. 2 bis 3 Tassen pro Tag trinken. Baldrian beruhigt und macht nicht schläfrig.

▶ Baldriankapseln und -pulver

Baldrian gibt es auch in Kapseln. Zur Beruhigung täglich 2- bis 3-mal eine 50-Milligramm-Kapsel nehmen. Am Abend dürfen es 3 bis 4 Kapseln sein, damit die Ängste nicht mit in den Schlaf genommen werden. Baldrianpulver auf ein Pausenbrot oder über das Müsli gegeben, beruhigt ebenfalls.

Mittel gegen Angstzustände:
▶ Baldrian
▶ Johanniskraut
▶ Soja

▶ Baldriantinktur

Bei Bedarf 1 Teelöffel Tinktur (Rezept siehe Seite 43f.) auf 2 Stück Würfelzucker geben und einnehmen.

▶ Johanniskrauttee

Zutaten (für 1 Tasse): 2 TL getrocknetes Johanniskraut • 1/8 l Wasser • etwas Zucker oder Honig
Zubereitung: Johanniskraut mit kochendem Wasser überbrühen und 10 Minuten ziehen lassen. Abseihen, mit Zucker oder Honig süßen. Mehrmals täglich 1 Tasse trinken; über längere Zeit (mehrere Wochen) einnehmen.

▶ Soja

Sojabohnen enthalten 40 Prozent hochwertiges Eiweiß und sehr viel Lezithin, das die Nervenzellen schützt und als Botenstoff für positive Gefühlssignale dient. Daher Soja regelmäßig in der Küche verwenden.

Empfehlenswerte und außerdem sehr köstliche Nervennahrung sind Sojasprossen mit Tofu (Rezept siehe Seite 61f.).

Ätherische Öle

▶ Jasminbad

Zutaten: 4 Tropfen Jasminöl • 2 Tropfen Zedernöl • 3 Tropfen Zitronenöl • 50 ml Sahne
Zubereitung: Die ätherischen Öle mit der Sahne mischen und ins 38 bis 40 °C warme Badewasser geben. 10 bis 15 Minuten darin baden.

▶ Rosenduft für das Taschentuch

Einige Tropfen ätherisches Rosenöl oder die Mischung »Rosengarten« (Reformhaus) auf ein Taschentuch geben und öfter daran riechen. Rosenduft verändert die Stimmung, wirkt regulierend auf das Nervensystem und stärkt das Selbstvertrauen.

Depressive Verstimmungen

Hier ist bewusst von »Verstimmungen« die Rede. Denn Patienten mit dem Krankheitsbild »Depression«, einer schweren seelischen Krankheit, gehören in die Hand erfahrener Therapeuten. Wer nur von Zeit zu Zeit depressive Symptome bekommt, kann versuchen, sich zunächst einmal selbst zu helfen. Es gibt gute Möglichkeiten.

Eine solche Verstimmung kennt fast jeder, dieses Erstarren in Verzweiflung und Gleichgültigkeit. Selbstmitleid scheint die einzig mögliche emotionale Regung. Man bedauert sich nur noch und ist unfähig, etwas anzupacken. Hoffnungslosigkeit macht sich breit. Wenn wir in eine solche Phase geraten, kommt uns kein Lachen mehr aus. Wir weinen meist nicht einmal mehr, empfinden weder Wut noch Freude. Wir sind vorübergehend in ein tiefes Loch gefallen, werden immer trauriger, gehen möglichst allen Menschen aus dem Weg, können uns letztlich aber auch selbst nicht ausstehen.

Die körperlichen Begleiterscheinungen: Geringe Energie, wir schwitzen nicht, trinken und essen meist nur wenig. Der Stoffwechsel ist träge. Der Stuhlgang funktioniert nicht. Hände und Füße sind ständig kalt, und schlafen können wir auch nicht mehr richtig. Es ist eine Art Teufelskreis, der durchbrochen werden muss.

So helfen Naturheilmittel

▶ Ginsengtee

Zutaten (für 1 Tasse): 3 g geschnittener Ginseng • 1/8 l Wasser

Zubereitung: Ginseng mit kochendem Wasser überbrühen und etwa 5 Minuten ziehen lassen. Morgens 1 bis 2 Tassen Tee trinken.

Mittel gegen depressive Verstimmungen:

▶ Kava-Kava
▶ Ginkgo
▶ Ginseng
▶ Johanniskraut
▶ Baldrian
▶ Aronstabwurzelwein
▶ Dinkel

Ginsengtees gibt es auch als Extraktpulver, Granulat oder als Instanttee im Reformhaus oder in der Apotheke.

▶ Ginkgotee

Zutaten (für 1 Tasse): 2 TL Ginkgoblätter • 1/8 l Wasser

Zubereitung: Ginkgoblätter mit kochendem Wasser überbrühen und bis zum Erkalten ziehen lassen. Zur längerfristigen Einnahme täglich 3 Tassen Tee zubereiten.

Die Inhaltsstoffe der Ginkgoblätter verhelfen zu einer besseren Durchblutung und heben zudem die Stimmung.

▶ Baldrianwein (Rezept siehe Seite 44)

▶ Baldriantinktur (Rezept siehe Seite 43f.)

Sie ist am wirkungsvollsten. Täglich 1 Teelöffel Tinktur auf Würfelzucker oder mit etwas Flüssigkeit verdünnt einnehmen.

▶ Johanniskrauttee mit Blüten

Zutaten (für 1 Tasse): 2 TL Johanniskraut und -blüten
1/8 l Wasser

Zubereitung: Johanniskraut und -blüten mit kochendem Wasser überbrühen, 5 Minuten ziehen lassen. Am besten morgens und abends je 1 Tasse dieses Tees trinken. Die stimmungsaufhellende antidepressive Stimmung tritt frühestens nach 3 Wochen ein. Johanniskrauttee sollte deshalb kurmäßig über 3 Monate oder länger getrunken werden. Nebenwirkungen sind nicht zu befürchten.

▶ Johanniskrautöl (Rezept siehe Seite 44)

Morgens und abends 1 Teelöffel davon einnehmen.

▶ Aronstabwurzelwein (Rezept siehe Seite 43)

2- bis 3-mal täglich 1 Likörglas des Weins trinken.

Nervendiät aus der Hildegard-Heilkunde

Bei vegetativer Verstimmung sollten Sie nicht fasten, sondern stattdessen möglichst viele Gerichte essen, die Dinkel (Schrot oder Flocken) enthalten.

▶ Habermusfrühstück aus Dinkelschrot oder -flocken

Zutaten (für 2 Personen): 1 Tasse Dinkelschrot • 1/4 l Wasser
1 TL Honig • je 1 Messerspitze Galgantwurzel, Bertram (gibt es im Reformhaus) und Zimt • 1 klein geschnittener Apfel • 1 TL süße gehackte Mandeln • 1 TL Flohsamen • Saft von 1/2 Zitrone

---

Baldrianzubereitungen helfen auch bei einer nervös bedingten Übersäuerung des Magens, also bei Sodbrennen und Aufstoßen.

Bereiten Sie keine größeren Mengen des Johanniskrautöls zu, da es nur ein Jahr lang haltbar ist.

Zubereitung: Den Dinkelschrot in das Wasser einrühren und unter ständigem Rühren zum Kochen bringen. Sollte das Mus zu fest werden, noch bis zu 1/2 Tasse Wasser zugeben. Honig und Gewürze untermischen und leise weiter kochen lassen. Nach 5 bis 10 Minuten ist die Kochzeit beendet. Kurz bevor das Mus fertig gegart ist, die Apfelstücke dazu mischen. Danach Mandeln und Flohsamen darüber streuen und den ausgepressten Zitronensaft auf dem Mus verteilen.

Anstelle von Äpfeln sind – je nach Jahreszeit und Geschmack – als Fruchtzugabe auch Himbeeren, Brombeeren, Johannisbeeren oder Erdbeeren geeignet.

Tipp Diabetiker sollten den Honig durch Fruchtzucker ersetzen.

Dinkel enthält sehr viel Magnesium, Kalium, Phosphor sowie Eisen, Zink und die Vitamine B2 und B6.

Aus Reformhaus und Apotheke

▶ Kava-Kava-Dragees: Dosierung nach Packungsanweisung

▶ Ginkgokapseln: Gegen depressive Verstimmungen sollten täglich etwa 2 Kapseln zu 100 Milligramm eingenommen werden.

▶ Ginsengkapseln: Um eine gute Wirkung zu erzielen, sollten täglich 400 bis 1800 Milligramm eingenommen werden. Kapseln sollten wenigstens 50 Milligramm Wirkstoff enthalten (Packungsbeilage beachten). Die Ginsengpräparate sollten vor allem morgens und mittags eingenommen werden.

▶ Baldrianpulver: In fetthaltige Speisen mischen, z. B. in Quark, Joghurt oder Frischkäse.

Die Inhaltsstoffe des Baldrians (Valepotriate) werden dadurch optimal gelöst und vom Organismus besser aufgenommen. Baldrianpulver wird in manchen Reformhäusern angeboten. Ansonsten kann man ganz einfach getrocknete Baldrianwurzeln selbst im Mörser zerkleinern.

▶ Johanniskrauttinktur: Mehrmals täglich 10 bis 12 Tropfen in 1 Esslöffel Wasser über mehrere Wochen oder Monate einnehmen (Rezept zum Selbstzubereiten siehe Seite 43f.).

▶ Johanniskrauttrockenextrakt: Ihn erhalten Sie in der Apotheke. Er wird in Form von Tabletten, Kapseln oder Dragees angeboten. Diese eignen sich auch gut für unterwegs.

Ätherische Öle

▶ Stimmungsaufhellungsbad

Zutaten: 10 Tropfen Lavendelöl • 3 Tropfen Jasminöl • 2 Tropfen Ylang-Ylang-Öl • 2 EL Sahne oder Honig

Zubereitung: Öle in Sahne oder Honig verrühren und dem 38 bis 40 °C warmen Badewasser zufügen. 10 bis 12 Minuten darin baden.

▶ Aromatherapie

Zutaten: 5 Tropfen Lavendelöl • 3 Tropfen Muskatellersalbeiöl 3 Tropfen Sandelholzöl

Anwendung: In der Duftlampe oder in einem Schälchen mit Wasser auf dem Stövchen, der sonnigen, warmen Fensterbank oder der Heizung verdampfen lassen.

Sinnliche Düfte machen Lust und lassen darüber Ängste und depressive Verstimmungen vergessen. Körper und Psyche werden positiv gestimmt, das Selbstvertrauen steigt.

Lampenfieber/Prüfungsangst

Selbst erfahrene Künstler fiebern, wenn das Licht im Zuschauerraum erlöscht und der Vorhang sich hebt. Jeder Auftritt lässt den Puls von neuem schneller gehen, und die Nerven flattern, obwohl alles schon 1000-mal geübt worden ist. Nicht anders ergeht es Prüfungskandidaten. Sie mögen ihren Stoff noch so oft wiederholt haben, wenn es darauf ankommt, werden sie plötzlich nervös und vergessen vieles von ihrem Wissen gerade im entscheidenden Augenblick.

So helfen Naturheilmittel

Mittel gegen Prüfungsängste:
▶ Kava-Kava
Dieser »Rauschpfeffer« aus der Südsee wirkt wahre Wunder. Er besänftigt die Nerven ohne einzuschläfern. Die geistige Leistungsfähigkeit und Frische bleibt erhalten.

▶ Kava-Kava

Dieses natürliche Beruhigungsmittel gibt es in Kapselform zu kaufen. Man sollte mit der Einnahme schon 3 bis 4 Tage vor dem wichtigen Ereignis beginnen, täglich 2- bis 3-mal eine 100-Milligramm-Kapsel einzunehmen, denn die volle Wirkung tritt erst mit einer gewissen Verzögerung ein. Wenn diese Frist beachtet wird, erweist sich Kava-Kava geradezu als Idealmittel gegen Prüfungsangst, Lampenfieber und nervöse Stresserscheinungen.

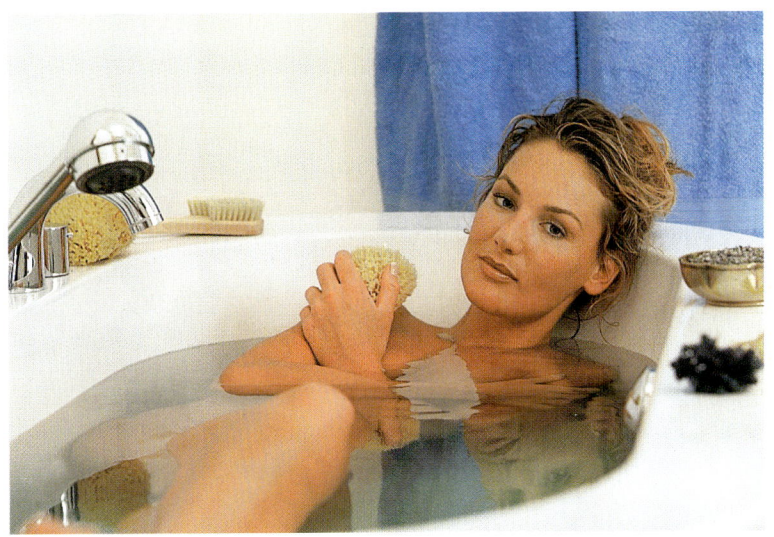

Verspannungen und Verkrampfungen

Überreizte Nerven können zu schweren Verkrampfungen und Verspannungen führen. Davon kann die gesamte Muskulatur bis hin zum kleinsten Gefäßmuskel betroffen sein. Unter besonders ungünstigen Umständen (Schock) können solche Verkrampfungen sogar tödlich enden. Im Alltag verkrampfen wir uns in vielen Situationen immer wieder, so dass es uns irgendwann gar nicht mehr auffällt.

Wir merken es oft erst, wenn die durch unsere Nervenanspannung ebenfalls verspannten, verhärteten Muskeln Schmerzen verursachen. Dies geschieht nicht nur in den Schultern, im Nacken und im Rücken, sondern auch im Kopf. Fast jeder ist irgendwann betroffen. Die Symptome können sehr vielfältig sein:

▶ Spannungskopfschmerzen
▶ Migräneattacken
▶ Zahnschmerzen
▶ Kurzatmigkeit
▶ Bauchschmerzen (Magenkrämpfe)
▶ Stuhlprobleme

Mittel gegen Verspannungen und Verkrampfungen:
▶ Johanniskraut
▶ Antistresstees

So helfen Naturheilmittel

▶ Antistresstees (Rezepte siehe Seite 34f.)

▶ Johanniskrauttee (Rezept siehe Seite 52)

▶ Johanniskrautpulver (aus Apotheke oder Reformhaus)

Es ist stärker konzentriert als Johanniskraut. 1 Teelöffel davon etwa 1/2 Stunde vor dem Zubettgehen einnehmen. Dazu reichlich Flüssigkeit trinken. Am besten 1 große Tasse warme Milch.

▶ Johanniskrautkapseln (aus Apotheke oder Reformhaus)

Die Kapseln eignen sich sehr gut für unterwegs. 3-mal täglich 1 bis 2 Kapseln mit etwas Flüssigkeit (Mineralwasser oder Tee) einnehmen.

Wichtig beim Kauf von Johanniskrautkapseln ist der Gehalt an Hyperizin (Hyperikumextrakt), dem wertvollen Bestandteil des Johanniskrauts. Achten Sie daher bei den Kapseln auf die Packungsangaben. Durch den Vergleich von Hyperizingehalt und Preis können Sie leicht ermitteln, ob es sich um ein gutes Präparat handelt. Insgesamt sollten bei Erschöpfungszuständen pro Tag mindestens 100 Milligramm Hyperizin aufgenommen werden.

▶ Dinkelkissen oder Kirschkernsäckchen

Anwendung: Dinkelkissen oder Kirschkernsäckchen im Backofen oder der Mikrowelle auf etwa 120 °C erwärmen und im Nacken, auf dem Bauch oder im Rückenbereich auflegen.

Die wohlige Wärme und die Ausstrahlung von heißen Auflagen führen zu spürbarer Entspannung des gesamten Körpers. Die durchwärmte Muskulatur entkrampft sich, und auch der Seele tut die Wärme sehr gut.

Johanniskrauttee wirkt auch durch seine Farbe. Das intensive Rot verhilft gerade in der Winterzeit zu mehr Entspannung und Wohlbefinden.

Ätherische Öle

▶ Entspannungsbad

Zutaten: 2 Tropfen Benzoeöl • 2 Tropfen Jasminöl • 4 Tropfen Mandarinenöl • 6 Tropfen Majoranöl • 2 Tropfen Sandelholzöl
3 EL Sahne

Zubereitung: Öle in der Sahne verrühren und ins 40 °C warme Badewasser geben. Etwa 15 Minuten baden.

▶ Entspannungsmassage

Zutaten: 6 Tropfen Zypressenöl • 4 Tropfen Muskatellersalbeiöl
2 Tropfen Jasminöl • 50 ml Johanniskrautöl

Zubereitung: Die ätherischen Öle mit dem Johanniskrautöl (Rotöl) mischen und damit die verspannten Regionen sanft massieren.

Stimmungstiefs

Ob wir nervlich gut drauf sind, hängt stark vom Vorhandensein so genannter Glückshormone ab. Es gibt das Serotonin, ein Überträgerstoff (Neurotransmitter), der den Gehirnzellen ein Gefühl von Ruhe, Gelassenheit und Ausgeglichenheit übermittelt, und die Endorphine, die in den Gehirnzellen die Information von geballter Energie und Euphorie verbreiten. Wenn der Serotoninspiegel in den Gehirnzellen zu niedrig ist, können keine »Wohlfühlinformationen« verbreitet werden, und wir werden reizbar und nervös.

Mehr Glückshormone durch richtige Ernährung

Um den Serotoninspiegel zu erhöhen, bedarf es vor allem stärkereicher Nahrungsmittel (Kohlenhydrate) wie Brot, Nudeln, Kartoffeln oder auch Zucker. Wenn der Endorphinspiegel in den Gehirnzellen absinkt, können selbst die vorhandenen Botenstoffe keine Euphorie mehr verbreiten, und die Stimmung sinkt. Wir fühlen uns müde und ausgelaugt. Damit wieder neue Endorphine ausgeschüttet werden können, brauchen wir Fett.

Eine Mangelversorgung mit den Wirkstoffen von stärkehaltigen und fettreichen Nahrungsmitteln tritt beispielsweise nach großen körperlichen Anstrengungen und in Stresssituationen auf. Bei Angst, Trauer, Depression und Verzweiflung werden diese Wirkstoffe rasch verbraucht. Am schnellsten hilft dann Schokolade (50 Prozent Zucker, 50 Prozent Fett). Wirkungsvoller, da länger anhaltend sind jedoch Avocados und Vollkornprodukte wie beispielsweise ein Frischkornmüsli mit Trockenfrüchten und Nüssen.

Wenn wir Kohlenhydrate (Stärke) und Fett strikt aus unserer Ernährung verbannen, z. B. bei Reduktionsdiäten, werden wir schnell gereizt, unausstehlich und frustriert.

Nervliche Erschöpfung und Schlafstörungen

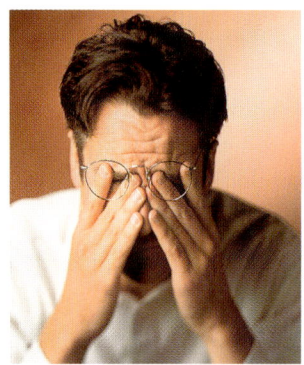

Zu wenig Schlaf und zu viel Stress machen die Nerven mürbe und strapazieren den gesamten Organismus.

»Schlaf ist der Retter des Nervensystems«, entdeckte der russische Nobelpreisträger Iwan Petrowitsch Pawlow (Pawlowscher Reflex). Ohne Schlaf kein starkes, strapazierfähiges Nervensystem. Da jeder vierte Deutsche schlecht schläft, können sich bei rund 20 Millionen Menschen hierzulande die Nerven nur noch unzureichend erholen. Und damit beginnt wie auch beim Erschöpfungssyndrom ein Teufelskreis: Überreizte Nerven stören den Schlaf – Schlafstörungen behindern die Nervenregeneration.

Mit welchen sanften und natürlichen Mitteln Erschöpfungszustände und Schlafstörungen überwunden werden können, erfahren Sie in diesem Kapitel.

Antriebsschwäche

Müde, lustlos, ausgebrannt – so fühlen sich immer mehr Menschen in unserer hektischen Zeit. Dafür wurde der Begriff der »Antriebsschwäche« geprägt. In neuerer Zeit klagen viele Menschen darüber, dass ihr »Akku leer sei« oder sprechen von Burn-out. Gemeint ist damit dasselbe: Es fehlt die Kraft, sich zu irgendeiner Tätigkeit aufzuraffen. Die körperliche und geistige Leistungsfähigkeit verringert sich.

Die Reizleitungen unseres Nervensystems hängen bildlich gesprochen durch, sind abgeschlafft, transportieren keine anregenden Signale mehr. Bei akuten Ursachen wie Erkältungen, Wetterstress und Überarbeitung verschwinden bei Anwendung der passenden Naturheilmittel die Symptome meist rasch. Wenn allerdings Krankheitsbilder wie Gefäßverengung, Durchblutungsstörungen oder niedriger Blutdruck dahinterstecken, müssen vor allem diese Ursachen behoben werden. Dazu sollten Sie dann unbedingt Ihren Arzt aufsuchen.

Mittel gegen Antriebsschwäche:
▶ Fenchel
▶ Flohsamen
▶ Johannisbeeren
▶ Schwarzkümmel
▶ Soja

So helfen Naturheilmittel

▶ Dynamiktee (weiteres Rezept siehe Seite 34)

Zutaten (für 1 Tasse): je 1 Teil Kornblumenblüten, Ringelblumen-blüten, Mateblätter, Pfefferminzblätter, Löwenzahn-, Spargel- und Süßholzwurzel und Hagebuttensamen • 1/8 l Wasser

Zubereitung: Von der Kräutermischung 1 Teelöffel pro Tasse mit kochendem Wasser überbrühen, mindestens 10 Minuten ziehen lassen. Dann abseihen und warm trinken.

Achtung Bei Bluthochdruck, Nieren- und Gallenblasenleiden ist Vorsicht geboten. Der Tee ist auch nicht als alltäglicher Frühstückstee geeignet, sondern sollte nur im Bedarfsfall aufgebrüht werden.

▶ Dauerdynamiktee

Zutaten (für 1 Tasse): 2 TL Johanniskraut • 1/8 l Wasser

Zubereitung: Johanniskraut mit kochendem Wasser überbrühen, 10 Minuten zugedeckt ziehen lassen und abseihen. Täglich 3 Tassen davon trinken, am besten kurmäßig über Wochen und Monate. Durch die beiden Inhaltsstoffe Querzetin und Querzitrin (Flavonoide) werden die stimmungsaufhellenden Hormone in unserem Organismus aktiviert.

▶ Schwarzkümmel-Dynamikmischung

Zutaten: 2 EL Schwarzkümmelsamen • 1 EL Gelée royale

Zubereitung: Schwarzkümmelsamen fein mahlen, in eine Schüssel geben und mit Gelée royale verrühren. In einem getönten Glas (Braunglas) mit Schraubdeckel an einem kühlen Ort (nicht im Kühlschrank) aufbewahren. Täglich vor dem Frühstück und dem Mittagessen je 1 Teelöffel davon einnehmen (mindestens 4 Wochen lang).

Ebenfalls zu empfehlen sind Schwarzkümmelöl und -kapseln. Nehmen Sie davon 3-mal täglich je 25 Tropfen bzw. 3-mal täglich 2 Kapseln ein.

Dynamikrezept – Sojasprossen mit Tofu

Soja enthält hochwertiges Nerveneiweiß, bringt neuen Elan und hebt die Stimmung.

Zutaten (für 2 Personen): 200 g Sojasprossen • 250 g Tofu 50 g Nüsse nach Belieben • 2 Knoblauchzehen • 1 frische Ingwerwurzel (etwa 2 cm) • 4 EL Öl • Salz • Cayennepfeffer • 2 EL Zitronensaft

Zubereitung: Sprossen kalt abwaschen, abtropfen lassen. Tofu würfeln, Nüsse grob hacken. Knoblauchzehen abziehen und fein hacken. Ingwerwurzel schälen und zerkleinern. In einer Pfanne 2 Esslöffel Öl erhitzen, Sprossen, Knoblauch und Ingwer hineingeben, etwa 3 Minuten anbraten, herausnehmen und warm stellen. Das restliche Öl in der Pfanne erhitzen, darin den Tofu etwa 5 Minuten anbraten (immer wieder wenden). Dann Sojasprossen und Nüsse zugeben, alles erhitzen und mit Salz, Cayennepfeffer und Zitronensaft abschmecken.

Ein besonders hilfreiches Früchtchen: die Johannisbeere. Johannisbeeren enthalten jede Menge B-Vitamine, z. B. Niazin (Vitamin B3).

Ätherische Öle

▶ Aromatherapie

Zutaten: 5 Tropfen Mandarinenöl • 1 Tropfen Ylang-Ylang-Öl
Zubereitung: Die Aromaölmischung in einer Duftlampe oder in einem Schälchen mit Wasser auf dem Stövchen, der sonnenwarmen Fensterbank oder der Heizung verdampfen.
Die Öle verbreiten einen aufmunternden Geruch.

▶ Dynamikbad

Zutaten: 12 Tropfen Mandarinenöl • 3 Tropfen Ylang-Ylang-Öl
3 EL Sahne
Zubereitung: Öle mit der Sahne verrühren und ins 40 °C warme Badewasser geben. 12 Minuten baden, danach eventuell kalt abduschen.

Was die Heilige Hildegard empfiehlt

▶ Fenchel in jeder Form, denn er sei ein aufheiterndes, froh machendes und dazu noch verdauungsförderndes Mittel. Empfehlenswert ist auch Fencheltee oder Fenchelgemüse. Wer keine Lust hat zu kochen – in Reformhäusern und Apotheken kann man Fencheltabletten kaufen.

▶ Ein weiteres Mittel für neuen Schwung und starke Antriebskraft ist Flohsamen. Er erfreue das bedrückte Gemüt des Menschen und habe ein »süßes Temperament«, das sich auf den übertrage, der davon esse. Man streut Flohsamen ganz einfach wie ein Gewürz über die Speisen.

Erschöpfung

An Schlaf ist nicht zu denken, obwohl man sich ständig müde fühlt, man ist unausgeruht, matt, kann sich nicht mehr konzentrieren und hat keinen Appetit.

Nach geistiger und körperlicher Überforderung ist nicht nur der Antrieb für neue Taten dahin, sondern auch die Fähigkeit, sich zu irgendetwas aufzuraffen. Alle Kraftreserven sind verbraucht. Die überstrapazierten Nerven sehnen sich nach Ruhe, reagieren weder auf Willensanstrengungen noch auf vegetative Reize.

Die Erschöpfung kann im Extremfall sogar so weit gehen, dass selbst die zur Kräftigung nötige Nahrung nicht mehr aufgenommen wird und man zu schwach ist, noch etwas zu trinken. Der Körper braucht nun ausreichend Zeit, um sich zu regenerieren.

So helfen Naturheilmittel

▶ Artischockentee (siehe Seite 36)
▶ Bockshornklee als Salatbeigabe (Rezept siehe Seite 41)
▶ Rosmarinwein zur Stärkung (Rezept siehe Seite 48)
▶ Stärkungstees (siehe Seite 34)
▶ Ginkgotee (siehe Seite 54)
▶ Schwarzkümmel-Stärkungsmischung
Zutaten: 60 g Schwarzkümmelsamen (ägyptischer Herkunft)
30 g Bockshornkleesamen • 15 g wilder Majoran • 50 g Alantwurzel
Zubereitung: Alle Zutaten in einem Mörser zerstoßen, gründlich mischen und in einem getönten (am besten Braun- oder Blauglas), verschraubbaren Glas aufbewahren. Morgens 1 Esslöffel der Mischung entweder mit 1 Esslöffel Honig anrühren oder in 1 Tasse heißer Milch auflösen.
▶ Galgant-Antimüdigkeitsaufguss
Zutaten: 200 ml Wasser • 1 TL zerstoßene Galgantwurzel
Zubereitung: Galgantwurzel mit kochendem Wasser überbrühen und danach 10 bis 12 Minuten zugedeckt ziehen lassen. Langsam in kleinen Schlucken trinken.

Mittel gegen Erschöpfung:
▶ Aloeholz
▶ Artischocken
▶ Bockshornklee
▶ Datteln
▶ Galgant
▶ Ginkgo
▶ Ginseng
▶ Honig
▶ Johanniskraut
▶ Lavendel
▶ Schwarzkümmel
▶ Windglocke
▶ Windgras

Safran ist zwar sehr teuer, (zwei Gramm kosten zwischen 20 und 30 DM), aber er verwöhnt mit seiner wunderschönen gelben Farbe nicht nur die Sinne, sondern enthält auch wertvolle Heilsubstanzen, z. B. große Mengen an B-Vitaminen. Safran kurbelt die Energieproduktion an und tut zudem der Verdauung sehr gut.

▶ Galganttee

Zutaten (für 1 Tasse): 1 Prise schwarzer Tee • 1/8 l Wasser • 1 TL Zitronensaft • 1 Messerspitze zerstoßene Galgantwurzel • etwas Honig

Zubereitung: Den schwarzen Tee mit kochendem Wasser überbrühen, 3 bis 5 Minuten ziehen lassen und abseihen. Jetzt den Zitronensaft und den Galgant zufügen und gut umrühren. Mit Honig süßen. Täglich 2 Tassen trinken.

▶ Johanniskraut-Lavendel-Stärkungstee mit Safran

Zutaten (für 1 Tasse): 20 g Johanniskraut • 2 g Safranfäden 10 g Lavendelblüten • 1/8 l Wasser • etwas Honig

Zubereitung: 2 Teelöffel der Mischung für 1 Tasse Tee mit kochendem Wasser überbrühen, 10 Minuten ziehen lassen, abseihen, mit Honig süßen. Pro Tag etwa 2 Tassen davon trinken.

▶ Windglocke-Antimüdigkeitssud

Aus 10 bis 15 Gramm Windglocke eine Abkochung herstellen (siehe Seite 32).

▶ Windgras-Antierschöpfungstrank

Aus 5 bis 10 Gramm Windgras eine Abkochung herstellen (siehe Seite 32).

Hilft bei nervlicher Erschöpfung und Kopfschmerzen.

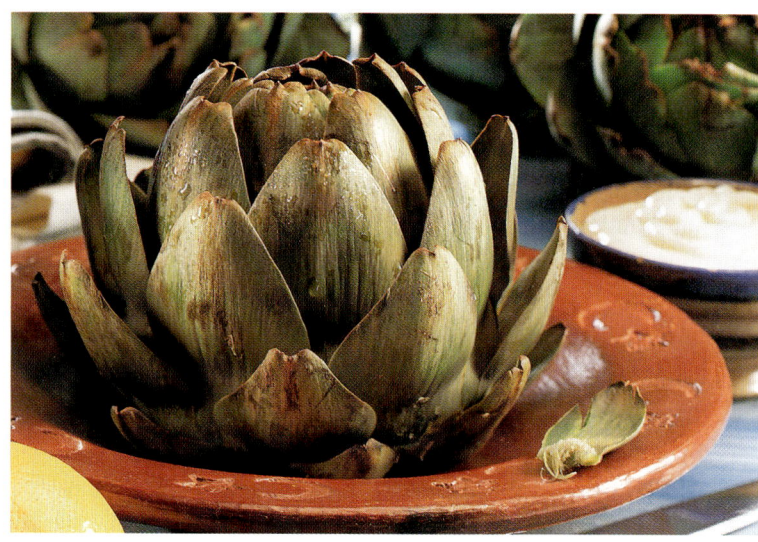

Artischocken sind reich an Kalium und Magnesium und enthalten außerdem Vitamin C und B6 sowie Zink, Pantothensäure und Kalzium. Sie sind also eine ideale Nervennahrung, die noch dazu sehr gut schmeckt.

Das macht munter und schmeckt

Artischockenaufbaugemüse

Zutaten (für 4 Personen): 8 feste Artischocken • 4 EL Zitronensaft
1 Baguette • 250 g Mayonnaise oder Sauce hollandaise

Zubereitung: Die Artischocken waschen, Stiele wegschneiden und aufrecht in einen Topf mit kochendem Salzwasser stellen, den Zitronensaft dazugeben und etwa 30 bis 45 Minuten kochen. Die Artischocken sind gar, wenn sich ein Blatt leicht herauszupfen lässt. Dann mit einem Sieblöffel die Artischocken herausheben und gut abtropfen lassen. Dazu Baguettescheiben und Mayonnaise oder Sauce hollandaise reichen.

Tipp Artischocken sind auch als sommerliches, unkompliziertes Gästeessen gut geeignet. Bereiten Sie verschiedene pikante Dips auf Mayonnaise- oder Frischkäsebasis mit Kräutern und Gewürzen zu. Die Blätter der Artischocke werden einzeln abgezupft und mit dem fleischigen, essbaren Teil in den Dip eingetaucht.
Die Artischockenböden werden zum Schluss mit Messer und Gabel gegessen.

Dattelstärkungsbrei

Zutaten: 2 Tassen Hirse • 1 EL Öl • 10–15 Datteln • 1 Apfel
6 Tassen Wasser

Zubereitung: Die Hirse waschen, abtropfen lassen und mit dem Öl im Topf anrösten. Die Datteln entkernen, zerkleinern und dazugeben. Den Apfel waschen, entkernen und in kleine Stücke schneiden, ebenfalls in den Topf geben. Jetzt mit dem Wasser auffüllen und zum Kochen bringen. Dann den Herd abschalten und den Brei zugedeckt noch etwa 20 Minuten quellen lassen. Warm servieren.

Energiecocktail »Johannisbeerfeuer«

Zutaten: 1 Flasche Johannisbeersaft (aus dem Reformhaus)
1 Flasche Bitter Lemon

Zubereitung: Saft und Bitter Lemon zu gleichen Teilen mischen, kühlen und kalt servieren. Dieser Cocktail enthält viel Vitamin C.

Der süße Hirsebrei mit Datteln ist auch bestens geeignet, um ausgelaugten und erschöpften Kindern, z. B. nach überstandenen Krankheiten oder besonderen schulischen Anstrengungen, wieder zu Kräften zu verhelfen.

Ernährungstipps

▶ Die chinesische Ernährungslehre schreibt dem ganz gewöhnlichen Hühnerei aufbauende Wirkungen bei nervlicher Erschöpfung zu. Im Ei findet sich demnach die Kraft des Frühlings wieder. Bei Schwindelzuständen, nervlicher Überlastung und Herzklopfen soll es hart oder weich gekocht verzehrt werden.

▶ Honig ist wie jedes glukosehaltige Nahrungsmittel eine ganz hervorragende Nervennahrung. Das Honigbrötchen zum Frühstück, Honig in Heiltees – es gibt viele Möglichkeiten, mit Honig den Nerven etwas Gutes zu tun.

▶ Windglocke lässt sich auch gut zum Kochen verwenden. In Suppen und Eintöpfen oder einfach in Hühnerbrühe gekocht, macht es die tagtägliche Anwendung zu einem guten Vorbeugemittel gegen Erschöpfung und Herzkrankheiten.

▶ Pollenwein (Rezept siehe Seite 49)

▶ Galgant eignet sich auch gut zum Würzen von Süßspeisen, kalten Getränken, Suppen und Fischgerichten.

> Weich gekochte Eier sind leichter verdaulich, müssen aber ganz frisch sein, um eine Salmonelleninfektion auszuschließen. Sparen Sie hier nicht am falschen Platz, und achten Sie auf das auf der Packung oder dem Ei aufgedruckte Legedatum.

Aus Apotheke oder Reformhaus

▶ Aloeholznervenpulver: Das pulverisierte harzige Aloeholz gibt es fertig zu kaufen, entweder pur oder in Kapselform bzw. auch als Paste. Dosierung: 1 bis 3 Gramm in 2 Portionen auf leeren Magen einnehmen. Dieses Pulver ist besonders wirksam bei übermäßiger Nervenanspannung und bei großer Erschöpfung.

▶ Ginkgopräparate: Die Ginkgowirkstoffe in Kapselform haben den Vorteil, dass sie standardisiert sind und stets die gleichbleibende Wirkung garantieren. Empfehlenswert sind 80-Milligramm-Kapseln. Davon nimmt man in Zeiten großer Erschöpfung 2- bis 3-mal täglich 1 bis 2 Kapseln.

▶ Schwarzkümmelkapseln helfen sehr gut in Zeiten starker Erschöpfung infolge nervlicher Überlastung und zu viel Stress. Dazu 3-mal täglich 2 Kapseln ägyptisches Schwarzkümmelöl einnehmen.

Ätherische Öle

▶ Aromatherapie

Zutaten: 4 Tropfen Angelikaöl • 2 Tropfen Melissenöl • 1 Tropfen Majoranöl

Anwendung: Die Aromaölmischung in der Duftlampe oder in einem Schälchen mit Wasser auf dem Stövchen, der sonnigen Fensterbank oder der Heizung verdampfen lassen.

▶ Erholungsbad

Zutaten: 6 Tropfen Angelikaöl • 2 Tropfen Mandarinenöl • 2 Tropfen Ingweröl • 3 EL Sahne

Anwendung: Die ätherischen Öle in der Sahne auflösen und ins 40 °C warme Badewasser geben. 15 Minuten darin baden.

Schlafstörungen

Frauen sind von Schlafstörungen noch häufiger betroffen als Männer. Sie greifen auch öfter zu Schlaftabletten und machen damit meist alles nur noch schlimmer, weil sie bei längerer Einnahme regelrecht süchtig werden und zudem auch Nebenwirkungen psychischer Art auftreten können. Wer allerdings aus Angst vor solchen Mitteln den Schlaf mit seinem Willen herbeizwingen will, überschüttet den Körper mit Stresshormonen und bleibt erst recht wach.

Die Naturmedizin bietet jedoch sanfte und wirksame Einschlafhilfen, die frei von schädlichen Nebenwirkungen sind.

So helfen Naturheilmittel

▶ Melissentee

Zutaten (für 1 Tasse): 2 TL Melissenblätter • 1/8 l Wasser etwas Honig

Zubereitung: Melissenblätter mit kochendem Wasser überbrühen, 10 Minuten ziehen lassen, abseihen und mit Honig gesüßt trinken; mindestens 3 Tassen pro Tag über mehrere Wochen lang.

Mittel, die gegen Schlafstörungen helfen:
▶ Baldrian
▶ Datteln
▶ Hopfen
▶ Mangos
▶ Melisse
▶ Passionsblume
▶ Salat
▶ Steinklee

Es hat sich zwar herumgesprochen, dass der schnelle Griff zur Tablette bei Schlafstörungen schlimme Folgen haben kann, dennoch gehören Schlafmittel zu den meistverkauften Arzneimitteln. Neben der Suchtgefahr bezahlt man die Einnahme meist mit einem schweren Kopf am nächsten Tag.

Melissenblätter verlieren leider beim Trocknen sehr viel von ihrem ätherischen Öl, das sich in den empfindlichen kleinen Drüsen auf den Blättern befindet. Deshalb empfiehlt es sich, die Melisse vor allem in Teemischungen einzusetzen.

▶ Melissenteemischung

Zutaten (für 1 Tasse): je 1 Teil Melissenblätter, Hopfenzapfen und Baldrianwurzeln • 1/8 l Wasser • etwas Honig

Zubereitung: 1 Esslöffel der Kräutermischung mit kochendem Wasser überbrühen, 10 bis 15 Minuten ziehen lassen, abseihen, mit Honig gesüßt trinken. Täglich mindestens 2 Tassen davon in den Abendstunden trinken.

▶ Melissentinktur

Zutaten: 30 g Melissenblätter • 100 ml 70-prozentiger Alkohol (Weingeist)

Zubereitung: Melissenblätter in ein verschließbares Braun- oder Blauglas oder in eine entsprechende Flasche geben. Alkohol darüber gießen, 10 Tage lang an einem warmen Platz ohne Sonneneinstrahlung ziehen lassen, dann abfiltern (z. B. durch ein Baumwolltaschentuch). Vor dem Zubettgehen ca. 20 bis 40 Tropfen auf 2 Stück Würfelzucker träufeln und einnehmen.

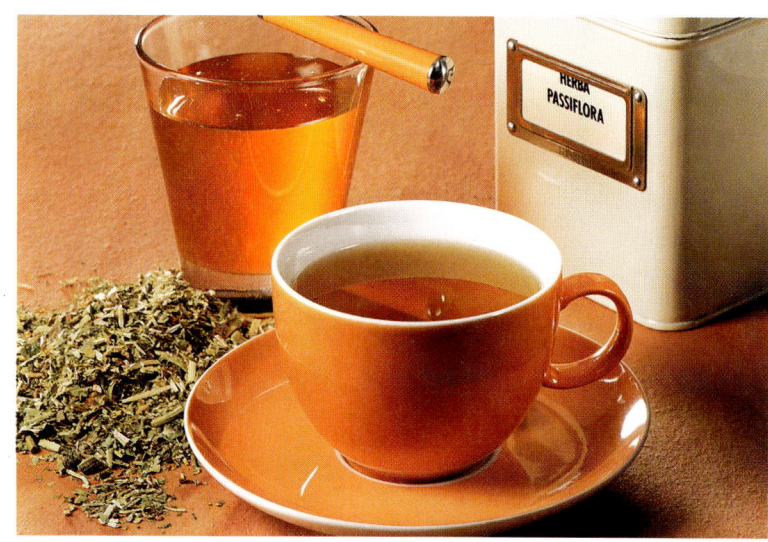

Melissentee schmeckt nicht nur zitronig-frisch, auch die in der Melisse enthaltenen ätherischen Öle verbreiten ein angenehmes Aroma.

- Hopfentinktur (Rezept siehe Seite 45)
- Hopfenmilch (Rezept siehe Seite 45)
- Schlaftee (Rezept siehe Seite 35)
- Passionsblumentee

Zutaten (für 1 Tasse): 1 gehäufter TL Passionsblumenkraut
1/8 l Wasser • etwas Honig

Zubereitung: Passionsblumenkraut mit kochendem Wasser überbrühen, 10 Minuten zugedeckt ziehen lassen, abseihen und mit Honig gesüßt vor dem Schlafengehen trinken.

Tipp Im Handel gibt es Passionsblumentinkturen (Tinctura Passiflorae oder Passionsblumenurtinktur), die noch wirksamer sind.

- Steinkleetee

Zutaten (für 1 Tasse): 1 gehäufter TL Steinklee • 1/8 l Wasser
etwas Honig

Zubereitung: Steinklee mit kochendem Wasser überbrühen, 10 Minuten zugedeckt ziehen lassen, abseihen; mit Honig gesüßt 30 Minuten vor dem Zubettgehen trinken.

Achtung Nicht vor Autofahrten trinken, weil der Tee müde macht und die Konzentration herabsetzt. Überdosierungen vermeiden, denn sie können zu Kopfschmerzen führen.

Salate für den guten Schlummer

Feldsalat kräftigt das Herz und beugt Infarkten vor, denn er enthält – wie alle grünen Salate – große Mengen an Magnesium. Ein weiterer Bestandteil ist das Eisen, das für die Blutversorgung notwendig ist. Außerdem enthält Feldsalat Beta-Karotin, die Vorstufe von Vitamin A, das für alle Schleimhäute und für das Immunsystem wichtig ist.

Wichtig bei der Salatzubereitung: Den Salat nie ohne Öl und möglichst immer mit Zitronensaft anmachen. Nur so können die wichtigen Inhaltsstoffe wirksam werden, z. B. auch das genannte Beta-Karotin, das übrigens ein ausgezeichneter Fänger freier Radikale ist.

Aber auch die anderen Blattsalate haben es in sich. Ein Salatgericht am Abend belastet den Körper nicht und fördert durch die Inhaltsstoffe der grünen Blätter (siehe Seite 40f.) einen erholsamen Schlaf.

Das Angebot an interessanten Blattsalaten ist in den vergangenen Jahren immer größer geworden. Neben den Klassikern Kopf-, Eisberg-, Endivien- und Feldsalat finden Sie auch Sorten wie Eichblatt- oder Römersalat, Rukola, Radicchio sowie verschiedene Wildkräuter, wie z. B. Löwenzahn und Sauerampfer.

Feldsalat

Zutaten (für 4 Personen): 400 g Feldsalat • 4 EL Zitronensaft • Salz
Pfeffer • 4 EL Oliven- oder Sonnenblumenöl • 4 hart gekochte Eier
2 EL Pinienkerne • ein paar Scheiben Weißbrot oder Baguette

Zubereitung: Feldsalat waschen und putzen, Wurzeln abschneiden
und einige Blättchen abzupfen. Aus Zitronensaft, Salz, Pfeffer und Öl
ein Dressing anrichten, unter den Salat mischen. Die Eier in Scheiben
schneiden und den Salat damit garnieren. Pinienkerne darüber streu-
en. Mit Weißbrot oder Baguette servieren.

> Probieren Sie zum Feldsalat auch mal ein Dressing aus Kürbiskernöl. Das dunkelgrüne, nicht zum Erhitzen geeignete Öl ist gesundheitlich sehr wertvoll und hat ein herrlich nussiges Aroma.

Salat »Cäsar«

Zutaten (für 4 Personen): 2 mittelgroße Köpfe Römersalat
(ersatzweise auch Kopfsalat) • je 1 Thymian- und Rosmarinzweig
3 Scheiben italienisches Ciabatta oder 4–6 Scheiben Baguette
1–2 Knoblauchzehen • 4 EL Olivenöl • 1 Ei • 2 EL Zitronensaft
1 EL Weißweinessig • 1/2 TL Anchovispaste (Würzpaste aus Sardellen)
1 Spritzer Worcestersauce • Salz, Pfeffer • 1/2 Tasse frisch geriebener
Parmesankäse

Zubereitung: Den Salat putzen, waschen, trocknen. Thymian und
Rosmarin kurz waschen, trockentupfen und die Blättchen von den
Stielen zupfen. Brot in kleine Würfel schneiden und etwa 20 Minuten
im Backofen bei mittlerer Temperatur trocknen. Knoblauchzehen abziehen und fein hacken oder durch eine Presse drücken. In einer
großen Pfanne das Olivenöl erhitzen, Knoblauch und Kräuter zugeben
und das getrocknete Brot 5 bis 10 Minuten darin wenden, bis es ge-
bräunt ist, dann beiseite stellen. Das Ei genau 1 Minute lang kochen,
kalt abschrecken und zur Seite legen.

Für das Dressing Zitronensaft und Essig verrühren, mit der Anchovispaste und der Worcestersauce sowie Salz und Pfeffer abschmecken.
Etwa die Hälfte des Parmesans in das Dressing einrühren.

Nun die Salatblätter gründlich mit dem Dressing vermischen, das Ei
darüber schlagen, den Salat mit dem restlichen Käse bestreuen und
schließlich das geröstete Brot darauf verteilen. Sofort servieren.

Tipp Es empfiehlt sich, den Salat »Cäsar« am Tisch zuzubereiten – eine
möglichst große Schüssel ist von Vorteil.

Ernährungstipps

▶ Mangomilch: Bei vielen Indern ist dieses Getränk ein beliebtes Abendessen – und das schon seit Jahrtausenden. Mangos enthalten viele B-Vitamine, z. B. Niazin, das vor allem als Nervennahrung für gute Zellatmung und erholsamen Schlaf verantwortlich ist.

Zutaten (für 1–2 Personen): 1 Mango • 1/4 l Milch • 2 TL Zucker oder Honig

Zubereitung: Die Frucht schälen und entkernen. Das Fruchtfleisch klein schneiden und mit einem Mixstab pürieren. In Cocktailgläser füllen, mit der Milch aufgießen, mit Zucker oder Honig süßen.

▶ Datteln: Kurz vor dem Schlafengehen 5 süße Datteln essen. Das ist ein altes Beduinenrezept für einen gesunden Schlaf.

Ätherische Öle

▶ Schlafmischung für das Bad

Zutaten: je 4 Tropfen Baldrian-, Hopfen-, Lavendel- und Orangenblütenöl (Neroliöl) • 100 ml Sahne

Zubereitung: Die ätherischen Öle in die Sahne einrühren und in ein warmes Vollbad (über 40 °C) geben. Etwa 15 Minuten darin baden.

▶ Schlafmischung zur Massage

Zutaten: je 6 Tropfen Sandelholz- und Zedernöl • je 3 Tropfen Lavendel- und Neroliöl • 50 ml Jojobaöl

Zubereitung: Die ätherischen Öle mit dem Jojobaöl mischen und vor dem Schlafengehen zur Körper- und Gesichtsmassage verwenden.

▶ Aromatherapie

Zutaten: 4 Tropfen Lavendelöl • 2 Tropfen Rosenöl • 2 Tropfen Neroliöl

Anwendung: Die Aromaölmischung in der Duftlampe oder in einem Schälchen mit Wasser auf dem Stövchen oder der Heizung im Schlafzimmer verdampfen lassen.

▶ Duftkissen

Vor dem Schlafengehen auf das Kopfkissen je 1 Tropfen Lavendel- und Rosengartenöl aufträufeln.

Eine bewährte Einschlafhilfe ist auch ein Kräuterkissen. Dazu in ein Dinkelkissen Lavendelblüten einfüllen. Manche Reformhäuser bieten Omas Dinkelkissen mit beruhigenden Blütenzusätzen auch fertig an.

Stress

In jedem Kapitel dieses Ratgebers, von der Einleitung bis zum Schluss, spielt der Begriff »Stress« eine wichtige Rolle. Kein Wunder: Er ist schließlich einer der Hauptbelastungskräfte für unsere Nerven. Deshalb ist ihm hier auch noch zusätzlich ein spezielles Kapitel mit gezielter Nervennahrung gewidmet, die helfen soll, auch in anstrengenden Situationen einen kühlen Kopf zu bewahren.

Mittel gegen den Stress:
▶ Brombeeren
▶ Dill
▶ Holunder
▶ Kava-Kava
▶ Lavendel
▶ Rosen

So helfen Naturheilmittel

▶ Rosensaft
Zutaten: 4 Hand voll Rosenblüten • 1 TL Weinsteinsäure (Apotheke oder Reformhaus) • 1/2 l Wasser • 2 EL Zucker
Zubereitung: Die Blüten in einem Keramiktopf mit der Weinsteinsäure bestreuen. Wasser zum Kochen bringen und über die Blüten gießen. Abdecken und 48 Stunden lang stehen lassen. Danach abseihen und den Zucker gut unterrühren. Täglich 1 bis 3 Esslöffel davon einnehmen. Der Saft, der übrigens auch ein guter Trank gegen Fieber ist, sollte am besten im Kühlschrank aufbewahrt werden.

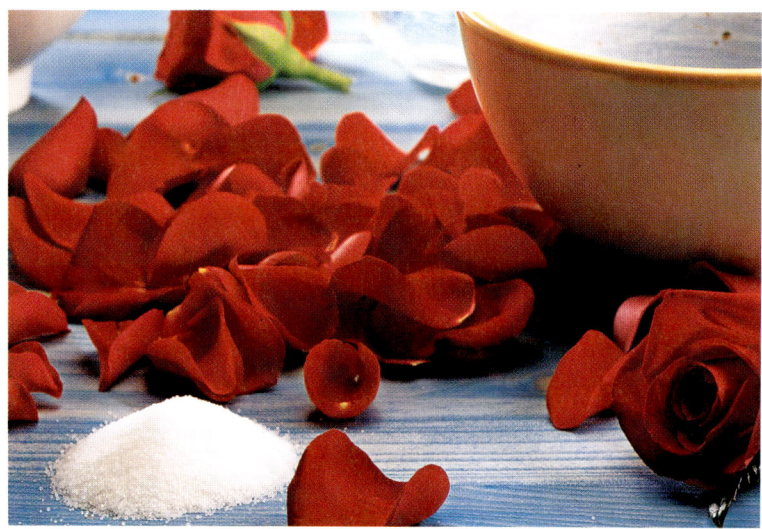

Rosenzubereitungen beleben die Sinne, sorgen für Wohlbefinden und regen auf sanfte Weise die Selbstheilungskräfte im Körper an.

72

Tipp Um die Haltbarkeit des Rosensafts auch außerhalb des Kühlschranks zu gewährleisten, können Sie ihn mit Alkohol konservieren. Dafür geben Sie auf 1/2 Liter Saft 1/2 Liter 45- bis 50-prozentigen Weingeist. Neben den selbst gepflückten Blättern der Heckenrose eignen sich auch getrocknete Rosenblätter aus der Apotheke; dabei handelt es sich meist um die Sorte Rosa centifolia; 100 Gramm kosten etwa 11 bis 12 DM.

▶ Brombeermarmelade

Zutaten: 1 kg Brombeeren • 1 kg Gelierzucker • Saft von 1/2 Zitrone

Zubereitung: Nur makellose, gesunde biologisch angebaute oder selbst in der Natur gepflückte Früchte auswählen, mit dem Zucker vermischen (zur Sicherheit wegen der Mengenangaben noch die Herstellerangabe auf der Packung lesen; sie können von diesem Rezept leicht abweichend sein) und etwa 20 Minuten leise kochen lassen. Den Zitronensaft zugeben, gut umrühren und heiß in Gläser mit Schraubdeckel füllen. Kühl und dunkel aufbewahren.

Tipp Wer keinen Zucker zur Brombeermarmelade verwenden möchte, kann das Geliermittel Agar-Agar aus dem Reformhaus verwenden. Allerdings ist die Marmelade dann weniger lang haltbar.

▶ Brombeerjoghurt

Zutaten (für 4 Personen): 500 g reife Brombeeren • 3 EL Sahne 1–2 EL Brombeermarmelade oder Honig • 300 g Joghurt • 1 Päckchen Vanillezucker

Zubereitung: Brombeeren waschen, abtropfen lassen. Die Sahne schlagen und mit Marmelade oder Honig unter den Joghurt heben, Brombeeren untermischen. Mit Vanillezucker bestreut servieren.

▶ Antistresstee 2 (Rezept siehe Seite 35)

Wein – der Stresskiller

Kaum ein anderes Getränk kann Spannungen so gut lösen wie Wein. Während Stress den Kalziumspiegel im Blut verändert und dadurch den Blutdruck ansteigen lässt, wird durch einen moderaten Weinkonsum der Bluthochdruck wieder abgesenkt. Am besten trinkt man den Wein zum Essen. Grundsätzlich gilt dabei, dass Rotweine eher dämp-

Dillsamen, die auch für den Antistresstee verwendet werden, können auch pur gegessen werden. Nehmen Sie dazu 1/2 Teelöffel Dillsamen in den Mund, und kauen Sie die kleinen Kerne. Auf diese Weise pressen Sie die ätherischen Öle heraus.

fen und beruhigen, während Weißweine anregen und den Geist beflügeln. Solange man Wein wirklich in Maßen genießt (0,25 Liter für Frauen; 0,4 Liter für Männer), wird die Schilddrüse leicht angeregt und schützt dadurch in Stresssituationen unsere Nerven. Für den Einzelnen kann die individuelle Dosis noch etwas niedriger oder auch etwas höher liegen.

Wird sie jedoch überschritten, kann das Gegenteil des erwünschten Effekts eintreten: Es können Stresshormone ausgeschüttet werden, die den Körper überfluten, und statt ausgeglichen fühlt man sich eher gereizt bis aggressiv.

Geeignete Weißweine

Für den Stressabbau am Tag sind folgende Weißweine gut geeignet:
▶ Chardonnay aus Frankreich, Österreich oder Italien
▶ Silvaner und Müller-Thurgau aus Deutschland
▶ Weißburgunder aus der Schweiz und aus Deutschland
▶ Trockene Spätlesen

Geeignete Rotweine

Für den Abend sind folgende Weine empfehlenswert:
▶ Französische Rotweine aus Cabernet-Franc-Trauben oder Bordeaux
▶ Deutsche Ahr-Burgunder
▶ Fränkische Rotweine

Dem Zinkmangel vorbeugen

Nahrungsmittel, die das in Stresssituationen extrem wichtige Mineral reichlich zur Verfügung stellen, sind Austern, Scampi, Kalbsleber, Schweine- und Lammfleisch. Bei festgestelltem Zinkmangel kann es ratsam sein, Zinkpräparate einzunehmen. Als Empfehlung für Patienten mit einem gestörten Immunsystem und Nervenschwäche gilt eine Dauereinnahme von etwa zehn Milligramm Zink pro Tag. Die Zinkpräparate werden als Tabletten, Filmtabletten, Dragees und Brausetabletten angeboten. Als besonders wirksam haben sich Zinkverbindungen erwiesen, die organisch als Aspartat vorliegen.

Zinkaspartatverbindungen sind wertvoller als anorganische Zinkchlorid- und Zinksulfatverbindungen. Wichtig ist außerdem ein Schutz vor Auflösung durch Magensäure, damit die Präparate in den Dünndarm gelangen, in dem das Zink aufgenommen wird.

Ätherische Öle

▶ Aromatherapie 1

Zutaten: 4 Tropfen ätherisches Lavendelöl • 3 Tropfen Pfefferminzöl 2 Tropfen Neroliöl

Anwendung: Die Aromaölmischung in der Duftlampe oder einem Schälchen mit Wasser verdampfen lassen.

▶ Aromatherapie 2

Zutaten: je 2 Tropfen Majoran- und Neroliöl • je 1 Tropfen Ylang-Ylang- und Lavendelöl

Anwendung: In der Duftlampe oder einem Schälchen mit Wasser auf dem Stövchen, der Fensterbank oder der Heizung verdampfen lassen. (Schnellanwendung: 3 Tropfen Lavendelöl auf ein Taschentuch geben und tief einatmen.)

▶ Antistress-Bademischung

Zutaten: 12 Tropfen Lavendelöl • 3 Tropfen Geranienöl • 3 Tropfen Orangenöl • 2 Tropfen Ylang-Ylang-Öl • 100 ml Sahne

Zubereitung: Öle und Sahne gründlich verrühren und in 38 bis 40 °C warmes Badewasser einrühren. Die Badezeit sollte mindestens 15 bis 20 Minuten betragen. Danach sollte man sich 30 Minuten Ruhe gönnen und sich hinlegen.

Neroli ist das ätherische Öl der Orangenblüten und eine der kostbarsten (und teuersten!) Blütenessenzen. Von nicht ganz so edlem Duft, aber ein preiswerterer Ersatz ist Petitgrain, das ätherische Öl aus den Blättern von Zitrusfrüchten.

Was sonst noch hilft

▶ Lavendelwein nach Hildegard von Bingen (Rezept siehe Seite 47)

▶ Antistresstees (Rezepte siehe Seite 34f.)

▶ Brombeeren (siehe Seite 37f.)

▶ B-Vitamine (siehe Seite 22f.)

▶ Holunderblütenwasser (Rezept siehe Seite 44)

▶ Holundermilch (Rezept siehe Seite 45)

▶ Holundersaft (Rezept siehe Seite 45)

▶ Kava-Kava (siehe Seite 28f.)

▶ Lezithin (siehe Seite 19f.)

▶ Rosensirup (Rezept siehe Seite 47f.)

▶ Rosenzucker (Rezept siehe Seite 47)

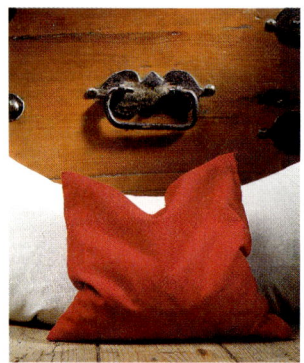

Jeder einzelne Kern im Kirschkernsäckchen dient als kleiner Wärmespeicher.

Zunächst kostet es etwas Überwindung, sich mit dem Erlernen einer speziellen Entspannungstechnik zu befassen. Sie werden aber rasch feststellen, dass Sie sich auf diese Weise wirksamer erholen als z. B. vor dem Fernseher.

Entspannung für strapazierte Nerven

Das große Y

Zu dieser Übung brauchen Sie ein Dinkelsitzkissen, drei Kirschkernsäckchen (oder zwei Kirschkernsäckchen und ein Frotteehandtuch). Und so geht es: Zwei Kirschkernsäckchen im Backofen oder der Mikrowelle auf etwa 120 °C erwärmen. Das dritte Säckchen oder ein auf etwa die gleiche Größe gefaltetes Frotteehandtuch kurz im Gefrierfach oder im Kühlschrank auf etwa 8 bis 10 °C herunterkühlen. Zum Aufbau des großen Y das Dinkelkissen auf den Boden (oder ein hartes Bett) legen.

Sie fallen der Erde entgegen

Die beiden heißen Kirschkernsäckchen in der Form eines Y vor dem Dinkelkissen anordnen. Mit dem kühlen Säckchen oder dem Frotteetuch die Y-Linie zwischen dem Dinkelkissen und den beiden Kirschkernsäckchen verlängern. Wenn Sie nun mit der Übung beginnen, wird die Anordnung sofort klar.

▶ Legen Sie sich bäuchlings mit der Hüfte so auf das Dinkelkissen, dass der Kopf mit der Stirn auf das kühle Säckchen oder Frotteetuch zu liegen kommt. Die Hände und Armgelenke (Handinnenflächen nach unten) legen Sie auf die heißen Kirschkernsäckchen. Diese Anordnung entspricht nun Ihrem Körper-Y.

▶ Jetzt lassen Sie sich völlig durchhängen, entspannen Ihre Muskeln einschließlich Kiefermuskulatur und Zunge, fallen der Erde entgegen. Schließen Sie dabei die Augen, und atmen Sie langsam und tief ein und aus. Die Füße sollten leicht gegrätscht sein und mit den Innenknöcheln auf dem Boden liegen.

▶ Ihre Muskeln entspannen sich, der Körper wird von den Y-Punkten allein getragen. Ihm gehört jetzt Ihre ganze Aufmerksamkeit. Sie kommen sozusagen zu sich. Sie sind durch nichts abgelenkt und spüren nur noch sich. Ihr Körper verschmilzt mit dem Boden, das ganze Wesen verströmt sich in die Erde und leitet alle Spannungen, allen Stress dorthin ab.

▶ Anfangs sollten Sie nur fünf Minuten in dieser Position entspannen, später, nachdem Sie die Übung öfter gemacht haben, können Sie sie auf sieben bis zwölf Minuten ausdehnen.

▶ Vor dem Aufstehen winkeln Sie als Erstes die Knie ab, strecken die Füße nach oben, lassen sie etwas baumeln und strampeln sanft damit. Dann stemmen Sie den Oberkörper langsam hoch, bis die Arme ganz gestreckt sind. In dieser Position verharren Sie noch etwa eine Minute und stehen dann ganz auf.

Muskelentspannung nach Jacobson

Das Prinzip: Durch sehr starkes Anspannen und anschließendes Entspannen werden die Muskeln gelockert. Denn wer lange angespannt an der Kasse, am Computer oder am Schreibtisch arbeitet, stundenlang mit dem Auto unterwegs ist, bekommt Verspannungen. Jede Stresssituation erhöht die Grundspannung unserer Muskeln noch mehr. Stressfolgen drücken sich deshalb neben der psychischen Belastung auch in starker Muskelverspannung aus. Wer es schafft, seine Muskeln wieder locker zu bekommen, kommt auch psychisch wieder eher ins Gleichgewicht.

Und so geht es: Sie spannen nacheinander jede Muskelgruppe Ihres Körpers mindestens zehn Sekunden lang an und lassen anschließend wieder los: die Muskeln des Gesichts, des Halses, des Nackens, des Rückens, des Pos, der Arme und Hände, des Bauchs, der Beine und der Füße. Eine ausführliche Übungsanleitung nach Jacobson finden Sie auf Seite 78f.

Tipp Den Text langsam auf Band sprechen und für jede Übung abspielen, bis er Ihnen eines Tages in Fleisch und Blut übergegangen ist.

Die progressive Muskelrelaxation (PMR) nach Jacobson ist zu einer der beliebtesten Entspannungstechniken geworden. Ihr Vorteil: Sie ist leicht erlernbar. Die Entspannung ist konkret erfahrbar, und es bedarf keines abstrakten Vorsagens von Formeln wie beim autogenen Training.

Originalübungsanleitung nach Jacobson

▶ Legen Sie sich bequem auf den Rücken. Schließen Sie Ihre Augen, und atmen Sie tief und ruhig. Lenken Sie Ihre Aufmerksamkeit auf Ihre rechte Hand und Ihren rechten Unterarm.

▶ Ballen Sie nun langsam die rechte Hand zur Faust, und spüren Sie die Spannung in den Muskeln der rechten Hand. Spannen Sie die Muskeln noch stärker an –, und noch etwas stärker –, und halten Sie die Spannung. Und nun öffnen Sie die Hand locker und lassen sie zurücksinken. Spüren Sie nun, wie alle Spannung aus Ihrer Hand entweicht.

▶ Lenken Sie jetzt Ihre Aufmerksamkeit auf Ihre linke Hand und Ihren linken Unterarm. Ballen Sie Ihre linke Hand zur Faust, und spannen Sie auch Ihren Unterarm mit an. Spannen Sie noch etwas stärker an – und noch etwas stärker –, und halten Sie die Spannung. Dann lassen Sie los. Öffnen Sie die Hand ganz locker, und lassen Sie den linken Arm sinken. Spüren Sie nun, wie die Spannung entweicht, und genießen Sie dieses Gefühl.

▶ Konzentrieren Sie sich nun wieder auf die rechte Hand, den rechten Unterarm und den rechten Oberarm. Ballen Sie die rechte Hand wieder zur Faust, und spannen Sie jetzt auch den Unterarm und den Oberarm mit an. Spannen Sie noch stärker an – und noch etwas stärker –, und halten Sie die Spannung. Und jetzt entspannen Sie den Arm. Der Arm fällt ganz schwer zurück. Sie spüren das angenehme Gefühl der Entspannung, das sich jetzt in Ihrem ganzen rechten Arm ausbreitet.

▶ Und nun spannen Sie den linken Arm an. Ballen Sie die linke Hand zur Faust, und lassen Sie die Armmuskeln hart werden. Spannen Sie noch stärker an – und noch etwas stärker –, und halten Sie die Spannung. Und jetzt entspannen Sie wieder. Lassen Sie alle Spannung aus Ihrem linken Arm entweichen.

▶ Lenken Sie Ihre Aufmerksamkeit auf Ihr Gesicht. Spannen Sie alle Gesichtsmuskeln an, runzeln Sie Ihre Stirn, kneifen Sie Ihre Augen zusammen, und ziehen Sie die Mundwinkel zurück. Beißen Sie die Zähne aufeinander, und halten Sie die Spannung. Jetzt lassen Sie alle

Achtung: Nicht anwenden bei Hexenschuss, Muskelrheuma und Gelenkentzündungen. Wenn Sie unter Bluthochdruck leiden, fragen Sie vorher Ihren Arzt.

Originalübungsanleitung nach Jacobson

Gesichtsmuskeln wieder locker. Die Muskeln in Ihrem Gesicht werden glatt und entspannt. Die Zähne berühren sich nicht mehr, und die Zunge ist ganz locker. Sie spüren, wie sich die Entspannung in Ihrem ganzen Gesicht ausbreitet. Und nun wiederholen Sie das noch einmal.

▶ Jetzt konzentrieren Sie sich auf Ihre Nacken- und Rückenmuskeln. Ziehen Sie Ihre Schulterblätter zusammen, beugen Sie Ihren Kopf nach vorn, und pressen Sie Ihren Körper zu Boden. Spannung halten – Spannung lösen. Spannen Sie noch stärker an – und noch etwas stärker –, und halten Sie diese Spannung. Und nun lassen Sie die Spannung los. Lassen Sie alle Spannung aus Ihren Nacken- und Rückenmuskeln entweichen. Genießen Sie das Gefühl der Entspannung. Wiederholen Sie auch das noch einmal.

▶ Und nun atmen Sie ganz tief ein, ganz tief – und noch etwas tiefer –, und halten Sie den Atem an. Nun atmen Sie aus und lassen alle Luft aus sich herausströmen. Und noch einmal atmen Sie tief ein, ganz tief – und noch etwas tiefer –, und

halten Sie den Atem an. Und nun atmen Sie aus – ganz ruhig und gleichmäßig.

▶ Lenken Sie nun Ihre Aufmerksamkeit auf Ihr rechtes Bein und Ihren rechten Fuß. Strecken Sie Ihr rechtes Bein, und lassen Sie alle Beinmuskeln hart werden. Spannen Sie noch etwas mehr an, und halten Sie diese Spannung. Und jetzt entspannen Sie das Bein. Sie spüren, wie die Spannung aus Ihrem rechten Bein und Ihrem rechten Fuß entweicht. Genießen Sie dieses Gefühl. Wiederholen Sie die Streckung noch einmal.

▶ Konzentrieren Sie sich jetzt auf das linke Bein und den linken Fuß. Strecken Sie das linke Bein, und machen Sie alle Beinmuskeln hart. Spannen Sie noch etwas mehr – und noch etwas –, und halten Sie die Spannung. Und nun entspannen Sie das linke Bein. Lassen Sie alle Spannung aus dem gesamten linken Bein heraus. Genießen Sie das angenehme Gefühl der Entspannung.

▶ Prüfen Sie alle Muskelgruppen, und lassen Sie alle Restspannung heraus. Ganz entspannt liegen Sie nun da.

Eine erste Übung: Ballen Sie die Faust, und spannen Sie die Unterarmmuskeln dabei so stark an, wie es geht. Geben Sie der höchsten erreichten Spannung die Ziffer 100, und lassen Sie dann in geschätzten Zehnerschritten nach, bis Sie bei Null angekommen sind und Ihr Unterarm wieder völlig entspannt ist. Wenn Sie vorher den Muskel befühlt haben, werden Sie feststellen, dass er nun viel lockerer geworden ist.

Focusing

Bei dieser Methode macht man sich die Stressauslöser und Beschwerden zuerst bewusst und anschließend verändert man diese negativen Körperempfindungen durch den eigenen Willen. Die innere Veränderung, die dadurch ausgelöst wird, nennt man den shift. Mit dieser Übung machen Sie sich bewusst, wie sich der Stress auf die einzelnen Organe auswirkt.

Anwendung der Übung: Sie beginnt mit einer Konzentrationsübung. Man nennt das »einen Raum schaffen«. Dazu sollten Sie sich Zeit nehmen. Am besten konzentrieren Sie sich auf etwas, das Sie in Ihrem Inneren spüren, das kann im Brustkorb sein, in der Magengrube oder im Bereich Ihres Herzens. Fragen Sie sich, wie es Ihnen geht, und horchen Sie dabei in sich hinein, was auf diese Frage hin in einem der beschriebenen Bereiche vor sich geht, was Ihr Inneres antwortet. Was fühlen Sie dort, wenn Sie sich Ihr Problem vor Augen halten? Sie können sich dadurch bewusst machen, wie Stress Sie körperlich beeinflusst, und versuchen, diese Auswirkungen von Stress und Problemen durch willentliche Umstimmung zu verändern, durch positives Denken, durch klare Entscheidungen, durch neue Vorgaben.

Atemübungen sind auch eine wertvolle Entspannungshilfe in plötzlich auftretenden Stresssituationen oder bei ängstlichen Beklemmungen, z. B. in Fahrstühlen, an überfüllten Orten oder in öffentlichen Verkehrsmitteln.

Antistressatmung

Wer unter Stress steht, atmet schneller und flacher als in einer entspannten Situation. Dadurch gelangt weniger Sauerstoff ins Gehirn, Hände und Füße werden kalt. Manche Menschen bekommen einen trockenen Mund, Kopfschmerzen und fühlen sich schwindlig.

Diese Beschwerden kann man durch eine bewusste Änderung der Atmung loswerden. Es geht ganz einfach:

▶ Langsam und tief einatmen – immer noch ein wenig tiefer
▶ Ebenso ruhig wieder ausatmen
▶ Tief in den Bauch hinein atmen, bis zum Zwerchfell
▶ Möglichst entspannt hinsetzen oder auf den Rücken legen; der Brustkorb muss sich deutlich heben und senken

▶ Lassen Sie los, lassen Sie ihre Schultern fallen, nehmen Sie die Zähne auseinander, so dass sich die Backenmuskeln entspannen.

Tipp Beim Atemholen und beim Ausatmen zählen. Dabei die Zahlen langsam steigern, bis Sie Ihr Optimum gefunden haben. Oder: Irgendwohin ins Leere schauen und sich dabei die Brandung des Meeres vorstellen. Mit dem Brandungsrhythmus der Wellen ein- und ausatmen, lang und tief.

Autogenes Training

Mit dieser Selbsttherapie können Sie Ihren gestressten Organismus in einen Zustand der Ruhe und der Entspannung bringen. Wer das Verfahren gut beherrscht, kann sogar ein unruhiges und nervöses Herz damit verlangsamen. Es bedarf allerdings einiger Übung, und man sollte zum Erlernen des autogenen Trainings einen Therapeuten haben, der die richtigen Anleitungen gibt.

Die Grundübungen

Zu den Grundformen gehören Schwereübung, Wärmeübung, Herzübung, Atemübung, Bauchübung und Stirnübung. Am besten legt man sich dazu ruhig und entspannt auf ein Bett mit einer möglichst harten Matratze oder flach auf den Boden.

▶ Bei der Schwereübung ist die Konzentration zunächst auf einen einzelnen Körperteil gerichtet. Immer wieder sagt man sich z. B. vor: »Mein linkes Bein ist ganz schwer«, bis man die Schwere auch wirklich fühlt. Danach nimmt man sich die anderen Körperbereiche vor, bis man am Ende die Formel: »Ich bin ganz schwer, mein ganzer Körper ist angenehm schwer« anwendet und verwirklicht.

▶ Die Wärmeübung läuft im Prinzip genauso ab. Erst wird ein Körperteil »beschworen«, bis er sich warm anfühlt; am Schluss ist es der gesamte Körper, der sich »angenehm warm« anfühlt.

▶ Die Herzübung lautet: »Mein Herz schlägt angenehm gleichmäßig, ganz gleichmäßig. Mein Puls ist kräftig und ruhig.«

Autogenes Training ist keine Blitztechnik, die man sich von heute auf morgen aneignen kann. Es kommt dabei auch sehr auf die richtige Formulierung der Suggestivformeln an, weshalb man die Technik unbedingt bei einem guten Trainer erlernen sollte.

▶ Für die Atemübung gilt: »Mein Atem fließt gleichmäßig und angenehm ruhig. Ich atme angenehm ruhig.«

▶ Bei der Bauchübung geht es um Wärme und Wohlgefühl im Oberbauch nach der Formel: »Mein Bauch wird angenehm warm, die Wärme strömt in meinen Bauch hinein.«

▶ Für die Stirnübung gilt das Prinzip, das wir schon beim großen Y (siehe Seite 76f.) kennen gelernt haben: um einen kühlen Kopf. Was dort durch ein kaltes Kirschkernsäckchen bewirkt wurde, geschieht hier autosuggestiv: »Mein Kopf ist angenehm frei, meine Stirn wohltuend kühl.«

Allen Entspannungstechniken gemeinsam ist die Anforderung, einen passenden Ort und Zeitpunkt zu finden, an dem Sie ungestört üben können. Kein Verfahren gelingt, wenn Sie stets noch mit einem Ohr auf das Telefon oder auf kleine Kinder hören müssen.

Meditation

Ursprünglich war Meditation Teil einer religiösen Versenkung und ihr Ziel die Verschmelzung mit dem Universum. In der Stressbewältigung geht es darum, durch intensive Selbstbesinnung Anspannung und Probleme hinter sich zu lassen. In der Meditation wird eine sehr tiefe Entspannung erreicht. Der Körper entspannt sich, man kommt mit seiner Psyche ins Reine. Auch hier empfiehlt es sich jedoch, einen Therapeuten als Lehrmeister zu haben.

Spaziergang für die Seele

Um zu testen, ob Meditation für Sie ein Weg aus dem Stress und der Nervenbelastung unserer Zeit sein könnte, hier eine kleine Übung:

▶ Setzen Sie sich bequem auf den Boden. Stellen Sie sich eine Wiese vor, in deren Mitte sich ein kleiner Teich befindet.

▶ Versuchen Sie nun, sich möglichst viele Details vorzustellen: die Blumen, die auf der Wiese wachsen, die Farben und Stimmen der Vögel, die in den Himmel hinauffliegen oder zwischen den Ästen der Bäume umherflattern, die vorüberziehenden Wolken etc.

▶ Gehen Sie jetzt langsam in diesen Teich hinein. Spüren Sie, wie Ihre Füße in das Wasser eintauchen, dann die Waden, die Knie, der Bauch. Langsam versinken Sie vollkommen im Wasser des Teichs.

▶ Dabei entspannen sich auf wohlige Weise nach und nach alle Körperteile, die mit dem Wasser in Berührung kommen. Wenn Sie ganz eingetaucht sind, sinken Sie langsam auf den Grund und verweilen dort für etwa zwei Minuten mit geschlossenen Augen.

▶ Dann tauchen Sie ebenso langsam wieder empor, gehen ans Ufer und schließlich zurück zu Ihrem Ausgangspunkt, von dem aus Sie den kleinen Teich entdeckt hatten.

▶ Nun atmen Sie ein paar Mal tief durch, spannen alle Muskeln kurz an, lassen sie wieder los und stehen auf. Durch langsames Umhergehen lassen Sie die Übung ausklingen.

Yoga

Diese Jahrtausende alte Methode zur Erlangung geistiger Konzentration besteht aus einer Kombination von Atemübungen, Gymnastik und Meditation.

Es geht darum, das richtige Verhältnis zwischen Spannung und Entspannung zu finden, loszulassen und zu sich selbst zu finden. Neben der reinen Entspannung in Stresssituationen trägt Yoga aber auch zur körperlichen Fitness bei; so verbessert es beispielsweise die Lungenfunktion durch die Atemübungen.

Leider kann man sich auch Yoga selbst nur sehr schwer beibringen, weder aus Lehrbüchern noch durch Videos. Es gibt Lehrgänge an Volkshochschulen, aber am besten ist es, mit einem Privatlehrer zu üben.

Yogaübung zum Schnuppern

▶ Tragen Sie lockere und bequeme Kleidung.

▶ Mit aufrechtem Oberkörper auf den Boden knien und die Arme seitlich herunterbaumeln lassen.

▶ Nun auf die Fersen setzen.

▶ Mit dem Oberkörper langsam nach vorn gehen, bis die Stirn den Boden berührt.

▶ Ausatmen und die Hände mit dem Handrücken auf dem Boden nach hinten gleiten lassen.

▶ Nach einer kurzen Verweildauer wieder in entsprechender Weise aufrichten und dabei tief einatmen.

▶ Diese Übung drei- bis siebenmal wiederholen.

Auch die Behandlung des Akupressurpunkts H 3, ein Herzmeridian, hilft bei Stress und depressiven Verstimmungen. Die beste Zeit, diesen Punkt zu massieren, liegt zwischen 11 und 13 Uhr.

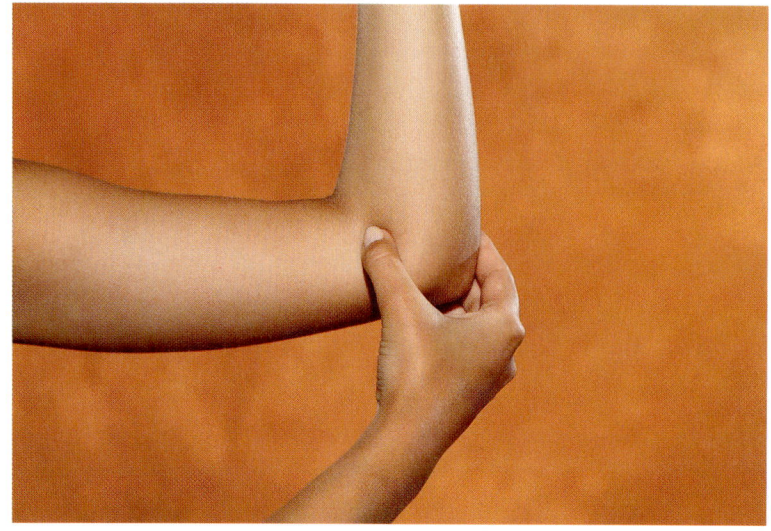

Akupressur

Bei dieser alten Heilkunst werden bestimmte Punkte auf der Hautoberfläche gedrückt und massiert, um die natürlichen Selbstheilungskräfte des Körpers anzuregen. Das Pressen dieser Punkte löst z. B. Verspannungen der Muskeln und Verkrampfungen in den Gefäßen. Es werden dieselben Punkte benutzt wie bei der Akupunktur. Weil keinerlei Nadeln oder anderes Gerät erforderlich sind, ist die Akupressur eine sehr gute Methode zur Selbstbehandlung von Stressfolgen. Man kann sie überall und jederzeit anwenden. Hier einige Beispiele für die Selbstbehandlung bei nervösen Beschwerden, in Stresssituationen und bei Erschöpfung. Man unterscheidet zwischen festem Druck, langsamem Kneten, kräftigem Reiben und schnellem Klopfen an genau festgelegten Stellen.

Da die Akupressur 365 verschiedene Energiepunkte auf der Körperoberfläche kennt, die nach chinesischer Tradition mit poetischen Namen belegt sind, muss man sich lange damit beschäftigen, um sie bei allen Beschwerden optimal einsetzen zu können. Es gibt Bücher und Kurse, mit deren Hilfe man die Akupressur erlernen kann.

Himmlische Verjüngung (3E 15)

Der bei dieser Übung zu berührende Punkt liegt in der Mitte der Strecke zwischen dem Halsansatz und dem Ende der Schulter. Man findet ihn, wenn man dort etwa einen Zentimeter unterhalb der Schulteroberkante die Haut berührt. Diesen Punkt drückt man mehrfach sanft bis kräftig. Mit einiger Übung und Ausdauer gelingt es, durch diese Maßnahme vor allem nervöse Anspannungen abzubauen.

Himmlische Säule (B 10)

Dieser Punkt liegt gut einen Finger breit unterhalb der Schädelbasis. Man findet ihn ziemlich leicht, wenn man etwa einen Zentimeter auf jenen Muskelsträngen entlangfährt, die sich zu beiden Seiten der Wirbelsäule abzeichnen und dort auch gut fühlen lassen. Bei auftretender Erschöpfung, bei starkem Stress, aber auch bei Schlaflosigkeit, wird dieser spezielle Punkt entweder sanft gedrückt, massiert, geknetet oder auch kräftig gerieben.

Tor des Geistes (H 7)

Dieser Punkt befindet sich am Unterarm und zwar auf der Seite des kleinen Fingers in der Falte des Handgelenks. Er ist leicht zu tasten. Wenn man ihn gefunden hat, beginnt man mit dem Daumen der anderen Hand zu drücken und sanft zu reiben. So kann man auf angenehme Weise Gefühlsschwankungen, Angst und Nervosität abbauen.

Drittes Auge (LG 24)

Dieser Punkt liegt in der kleinen Vertiefung oberhalb der Nasenwurzel, genau zwischen den Augenbrauen. Am besten erreicht man ihn, wenn man die Daumen beider Hände jeweils an der Schläfe anlegt und dann mit beiden Ringfingern das »Dritte Auge« sanft kreisend und drückend massiert, betrommelt und klopft. Auf diese Weise beruhigt sich der gestresste Körper, die Nervosität legt sich.

Meer der Ruhe (KG 17)

Dieser Punkt befindet sich in der Mitte des Brustbeins, etwa drei Daumen breit oberhalb der Knochenbasis. Er wird gedrückt und massiert, vor allem bei Nervosität, Ängstlichkeit, bei Reizbarkeit und Frust. Aus vielen Berichten chinesischer Akupressurspezialisten geht hervor, dass diese Übung auch bei Stauungen in der Brust, bei Schlaflosigkeit und sogar bei Depressionen Hilfe bringt.

Ein weiterer Akupressurpunkt ist der Springende Kreis (GB 30). Der Punkt liegt in der Mitte einer jeden Gesäßbacke, genau hinter den am weitesten vorspringenden Teilen der Oberschenkelknochen. Man presst und massiert ihn, um Frustration und Ärger abzubauen.

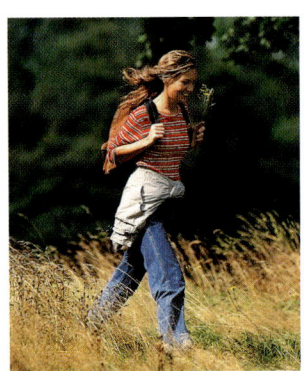

Ein Spaziergang an der frischen Luft bringt Sie schnell auf andere – angenehme – Gedanken.

Für die schnelle Regeneration an einem Wochenende (Samstag und Sonntag) wählen Sie am besten die Anwendungen für den ersten und den sechsten oder siebten Tag aus.

Die Wochenkur für die Erholung Ihrer Nerven

Ausgesuchte Nervennahrung

Mit dieser Kur sollten Sie am besten an einem Wochenende beginnen. Sie werden sehr bald feststellen, dass es Ihrem Nervenkostüm deutlich besser geht. Mit der richtigen Ernährung und den entspannenden Übungen, die hier für eine Sieben-Tage-Kur zusammengestellt wurden, kommen Sie allmählich zur Ruhe.

Sie können diese Kur vorbeugend anwenden, wenn große Belastungen anstehen, oder sie nachträglich zur Regeneration Ihrer überstrapazierten Nerven durchführen. Wenn Sie erste Erfahrungen damit gemacht haben, haben Sie die Möglichkeit, diese Nervenkur selbst zu variieren und ganz auf Ihre individuellen Bedürfnisse hin zu gestalten.

Erster Tag – der Umstimmungstag

Dieser Tag ist entscheidend für den Erfolg der ganzen Kur. Es kommt darauf an, den bisherigen Trott zu verlassen und sich in eine andere Stimmung zu versetzen. Das Motto lautet: »Raus aus allem!« Hier drei Vorschläge:

▶ Sauna: Gehen Sie nach dem Frühstück für ein paar Stunden zum Schwitzen, und ruhen Sie sich dabei gründlich aus. Nehmen Sie sich viel Zeit. Danach hat der Tag ein anderes Gesicht.

▶ Schwimmbad: Verbringen Sie den Vormittag im Schwimmbad, machen Sie ein wenig Gymnastik, und nehmen Sie sich ein Buch mit.

▶ Spaziergang: Gehen Sie früh morgens ausgiebig spazieren. Lassen Sie sich dabei von Ihrer Stimmung leiten, ob Sie lieber in den Straßen der Stadt, in einem Park oder in der ländlichen Natur herumwandern möchten.

Ernährung

▶ Zum Frühstück: Habermus (siehe Seite 54f.) und 2 Tassen Ginsengtee (siehe Seite 53)

▶ Mittags: ein Selleriegericht, dazu Melissentee (siehe Seite 67f.) und 400 Milligramm Ginseng (Kapseln; siehe Seite 26f.)

▶ Abends: Kalbsleber, gemischter Salat und 1 Glas Wein

▶ Vor dem Zubettgehen: Aromatherapie (siehe Seite 71), 400 Milligramm Ginseng (Kapseln) und 1 bis 2 Tassen Schlaftee (siehe Seite 35)

Weitere Empfehlungen

Antistressatmung (siehe Seite 80f.) mehrmals am Tag. Ebenfalls über den Tag verteilt Johanniskrauttee (siehe Seite 52) trinken, dazu Nüsse und Datteln essen. Wem Johanniskrauttee nicht schmeckt, kann Antistresstee 2 mit Dillsamen (siehe Seite 35) oder Dillsamen pur (siehe Seite 73) versuchen. Mehrmals täglich sollten Sie sich ein paar Minuten mit Akupressur beschäftigen. Das Pressen, Kneten und sanfte Streicheln der entsprechenden Körperpunkte regt die natürlichen Selbstheilungskräfte an und löst Verspannungen. Die für den ersten Tag empfohlene Übung heißt »Himmlische Verjüngung« (siehe Seite 84f.).

Zweiter Tag – der Entspannungs- und Entlastungstag

Heute schlafen Sie erst einmal richtig aus. Vor dem Frühstück machen Sie die Entspannungsübung »Das große Y« (siehe Seite 76f.), tagsüber probieren Sie einige Atemübungen und die Muskelentspannung nach Jacobson (siehe Seite 77ff.).

Ernährung

▶ Zum Frühstück: Dinkelbrötchen mit Honig und Dinkelkaffee, außerdem Obst der Saison, dazu 1 Kapsel Kava-Kava (siehe Seite 28f.)

▶ Mittags: wahlweise Austern oder Salat »Cäsar« (siehe Seite 70), dazu 1 Glas Weißwein, anschließend ein kurzer Mittagsschlaf

▶ Abends: Mangomilch (siehe Seite 71) oder Mangojoghurt, Datteln, Nüsse und je 1 Kapsel Kava-Kava und Ginseng

▶ Vor dem Zubettgehen: 1 Tasse Schlaftee (siehe Seite 35)

Eine einwöchige Nervenkur leistet auch einen sichtbaren Beitrag zur Schönheitspflege, denn die Haut spiegelt wie kaum ein anderes Organ den Zustand unserer Nerven wider und wird bei der Intensivpflege von innen glatter und frischer.

Weitere Empfehlungen

Als Zwischenmahlzeit passt ein Sojasprossensalat mit Tofu (siehe Seite 61f.). Über den Tag verteilt Antistresstee trinken, dazu Nüsse essen, eventuell auch Datteln und Weintrauben, Brombeeren oder eine Mango. Heute entspannen Sie sich mehrmals am Tag mit einer Qi-Gong-Übung. Qi Gong kommt wie die Akupressur aus dem alten China. Qi heißt Lebenskraft, Atem, Energie. Gong steht für eine Übungsregel, um das Qi aufzunehmen. Qi Gong bedeutet demnach, mit einer bestimmten Methode möglichst viel Lebensenergie aufzunehmen, um seiner Gesundheit zu dienen.

Beginnen wir mit der Schüttelübung. Sie dient dazu, die Energiebahnen im Körper (Meridiane) durchlässig zu machen und krank machendes schädliches Qi abzuleiten. Durchgeführt wird sie im Stehen. Sie besteht aus »Ordnen der Meridiane«, »Ableiten des schädlichen Qi« und einer Ruhepause.

Die Teile 1 und 2 sollten je zwei bis drei Minuten lang dauern, Teil 3 etwa eine Minute lang.

> Vor Jahrtausenden hatten Qi-Gong-Übungen noch religiöse und kultische Bedeutungen. Heute dienen sie vor allem der Gesundheit.

Lebensenergie mit Qi Gong

▶ Die Füße schulterbreit nebeneinander stellen, den ganzen Körper locker entspannen, in den Kosmos lauschen und mit den Zehen kurz in den Boden krallen, um Kontakt zur Erde aufzunehmen.

▶ Teil 1: Jetzt die Meridiane mit Hilfe leichter Schüttelbewegungen (am besten rhythmisch) ordnen. Dabei stellt man sich vor, wie die Energiebahnen in eine optimale Ordnung kommen – im Kopf beginnen und in Gedanken den ganzen Körper entlanggehen.

▶ Teil 2: Einatmen ohne einen besonderen Gedanken, ausatmen mit der Vorstellung, dass alles Schädliche und Belastende durch den Körper und die Füße in den Boden abfließt. Dabei kurz und tief einatmen, dann langsam ausatmen. Das schädliche Qi sinkt langsam wie in einer mit Flüssigkeit gefüllten Röhre zu Boden.

▶ Teil 3: Ruhig stehen bleiben, möglichst an nichts denken, entspannen, so dass wieder gutes Qi in den Körper nachströmen kann.

Dritter Tag – der Aufbautag

Auch wenn es schwer fällt: Heute sollten Sie bereits vor dem Frühstück aktiv werden. Auf dem Programm stehen 30 bis 60 Minuten Spazierengehen, eventuell auch Joggen, oder Sie machen ausgiebige gymnastische Übungen.

Ernährung

▶ Zum Frühstück: 2 Tassen Aufbautee (siehe Seite 34), Dinkelbrötchen mit Brombeermarmelade, Obst je nach Jahreszeit (Weintrauben, Johannisbeeren, Brombeeren, Kiwi), außerdem 400 Milligramm Ginseng (Kapseln) und 1 Kapsel Kava-Kava
▶ Mittags: Feldsalat (siehe Seite 70) und ein Schweinesteak oder Schweinebraten
▶ Abends: Artischockenaufbaugemüse (siehe Seite 65), 1 Glas Rotwein, 400 Milligramm Ginseng (Kapseln)

Weitere Empfehlungen

Über den Tag verteilt sollten die Atemübungen und die Muskelentspannung nach Jacobson fortgesetzt werden. Sie sollten sich dafür den Anleitungstext langsam auf ein Band sprechen und es für die Übungen jedesmal abspielen. Heute sollten Sie außerdem aufs Fernsehen verzichten und stattdessen entspannende Musik hören und etwas lesen. Dazu die Aromatherapie anwenden.

Um weiterhin möglichst viel von dem noch vorhandenen Stress loszuwerden und Erschöpfungen abzubauen, massieren Sie heute mehrmals am Tag und ganz besonders vor dem Zubettgehen den Punkt »Himmlische Säule« (siehe Seite 85). Massieren und kneten Sie diesen Punkt, bis Sie die aufbauende Wirkung spüren.

Vierter Tag – der Stärkungstag

Vor und nach dem Frühstück machen Sie lockere gymnastische Übungen, vor dem Mittagessen oder danach einen ausgiebigen Spaziergang. Als mentales Stärkungsmittel steht »positiv Denken« auf dem Pro-

Wer gewöhnlich unter einem Spaziergang ein langsames Schlendern unter intensivem Plaudern versteht, sollte ruhig mal einen Schritt zulegen: Der Kreislauf kommt erst richtig in Gang, wenn auch die Arme beim Gehen mitschwingen und die Atmung sich leicht vertieft.

gramm. Das erreichen Sie am besten, wenn Sie sich noch einmal an schöne und erfolgreiche Phasen in Ihrem bisherigen Leben erinnern und sich daran erfreuen.

Ernährung

▶ Zum Frühstück: Dynamiktee (siehe Seite 34), außerdem Vollkornbrot und 1 oder 2 Frühstückseier

▶ Mittags: Als Mittagessen wahlweise weiße Bohnen oder Soja nach einem Rezept aus Ihrem Kochbuch, dazu 1 Glas Weißwein und 400 Milligramm Ginseng (Kapseln)

▶ Abends: zum Abendessen ein Fischgericht, z. B. Kabeljau oder auch Scampi, das mit 1 Glas Wein abgeschlossen wird

▶ Vor dem Zubettgehen: 400 Milligramm Ginseng (Kapseln) und 1 Tasse Schlaftee

Weitere Empfehlungen

Über den Tag verteilt sollten Sie viel Obst essen und zwischendurch ein- bis zweimal Spargelmilch trinken (siehe Seite 41). Heute sollten Sie es außerdem einmal mit autogenem Training (siehe Seite 81f.) versuchen. Wählen Sie dazu einen Zeitpunkt, an dem Sie sicher sind, die nächste halbe Stunde nicht gestört zu werden. Wenn es nicht gelingt, machen Sie bitte mit den Atemübungen und der Muskelentspannung weiter.

Auch die Akupressur sollte nicht zu kurz kommen; heute widmen Sie sich der Übung »Drittes Auge« (siehe Seite 85). Nehmen Sie sich mehrmals täglich Zeit, um diesen Akupressurpunkt sanft zu streichen, zu massieren und dabei mit geschlossenen Augen die Kraft und die Stärke zu spüren, die durch Sie hindurchströmt, wenn Sie diesen Punkt berühren. Gefühlsschwankungen, Zweifel und Unruhe fallen von Ihnen ab. Jegliche Nervosität legt sich. Eine himmlische Ruhe überkommt Sie. Diese wohltuende Übung wiederholen Sie mehrmals am Tag.

Lassen Sie sich bei der Akupressur Zeit, und machen Sie sie nie unter Zeitdruck. Nur wenn Sie sich wirklich ruhig und entspannt fühlen, kann sich die heilende Wirkung des Fingerdrucks entfalten.

Verzichten Sie während der Kur möglichst auch auf nervenaufreibende Freizeitaktivitäten, und bevorzugen Sie entspannende Tätigkeiten ohne besonderen Leistungsanspruch. Entdecken Sie ein lange vernachlässigtes Hobby neu, oder vertiefen Sie sich in aller Ruhe in ein schönes Buch.

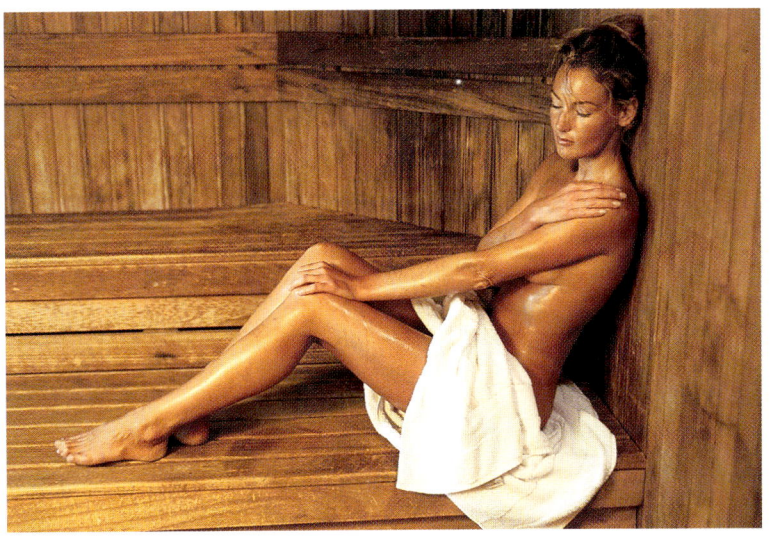

Verbringen Sie einfach mal etwas Freizeit in der Sauna. Das reinigt den Körper, verhilft zu mehr Wohlbefinden und tut einfach gut.

Fünfter Tag – der Erholungstag

Heute stehen wieder Sauna, Baden oder Spazierengehen auf dem Programm, wie schon am ersten Tag, dem Umstimmungstag. Entspannen und abschalten.
Tagsüber sollten Sie mit Yoga weitermachen oder die Atem- und Muskelentspannungsübungen fortsetzen.

Ernährung

▶ Zum Frühstück: 1 Glas Holundersaft oder -milch (siehe Seite 54f.), wahlweise Habermus oder Spiegeleier mit Vollkornbrot, außerdem 2 Kapseln Kava-Kava
▶ Mittags: Avocados mit gerösteten Bockshornkleesamen überstreut (siehe Seite 41), 2 80-Gramm-Kapseln eines Ginkgopräparats, 1 Tasse Ginkgotee (siehe Seite 54)
▶ Abends: Salat »Cäsar« mit gerösteten Bockshornkleesamen überstreut
▶ Vor dem Zubettgehen: Nehmen Sie ein Erholungsbad mit ätherischen Ölen (siehe Seite 71) und 1 bis 2 Tassen Schlaftee, außerdem 400 Milligramm Ginseng (Kapseln)

Gerade nervöse Menschen glauben oft, Saunabesuche könnten den Kreislauf zu sehr strapazieren oder den Blutdruck hochtreiben. Tatsächlich gibt es aber außer akuten Infektionskrankheiten oder offenen Wunden nur sehr wenige Beschwerden, bei denen von der Sauna abzuraten ist.

Weitere Empfehlungen

Fahren Sie fort mit Atemübungen, Yoga und Muskelentspannung nach Jacobson, und trinken Sie über den Tag verteilt 2 bis 3 Gläschen Aronstabwurzelwein (siehe Seite 43).

Heute sollten Sie von den Akupressur- und Qi-Gong-Übungen all diejenigen wiederholen, die Ihnen bisher am meisten Entspannung gebracht haben. Sie können auch zwischen Qi Gong und Akupressur wechseln.

Sechster Tag – der Wohlfühltag

Heute können Sie so richtig die Seele baumeln lassen. Vor dem Frühstück machen Sie »Das große Y«, nach dem Frühstück einen ruhigen, angenehmen Spaziergang.

Ernährung

▶ Zum Frühstück: Dinkelbrötchen mit Honig oder Brombeermarmelade, 2 Kapseln Kava-Kava, 2 Tassen Stärkungstee 2 (siehe Seite 34)
▶ Mittags: Fenchelgemüse, Obst und Stärkungstee 2
▶ Abends: Sojasprossensalat mit Kiwis oder Feldsalat, 2 80-Gramm-Kapseln eines Ginkgopräparats
▶ Vor dem Zubettgehen: eine entspannende Massage mit ätherischen Ölen (siehe Seite 71)

Weitere Empfehlungen

Während des Tages immer wieder lockere Atemübungen durchführen. Zu jeder Mahlzeit 1 Gläschen Rosmarinwein trinken (siehe Seite 48), Nüsse und Datteln essen.

Siebenter Tag – der Ruhetag

Sie dürfen etwas länger schlafen (kein Wecker) und einen gemütlichen Spaziergang vor dem Frühstück machen. Nach dem Frühstück entspannen Sie sich bei der Übung »Das große Y«. Heute finden Sie Ruhe und Muße zum Lesen und Musikhören.

Gar nicht so einfach, sich »auf Kommando« wohl zu fühlen. Überlegen Sie dazu einmal ganz bewusst, bei welchen Tätigkeiten, in welcher Umgebung und unter welchen Umständen Sie sich ganz besonders entspannt, innerlich ruhig und zufrieden fühlen.

Ernährung

▶ Zum Frühstück: Müsli mit Mango und Datteln, mit Flohsamen, Galgant und Lezithin überstreuen, dazu Dinkelkaffee und 400 Milligramm Ginseng (Kapseln)

▶ Mittags: kräftige Selleriesuppe und ein Sojagericht aus dem Kochbuch, dazu 1 Glas Wein

▶ Abends: gebackene Leber oder Austern, dazu 1 Glas Wein

▶ Vor dem Zubettgehen: 2 Teelöffel Rosenzucker oder Rosensirup (siehe Seite 47f.) einnehmen und 1 Tasse Schlaftee

Weitere Empfehlungen

Die Atemübungen und die Muskelentspannung dürften Ihnen schon zur Gewohnheit geworden sein. Sie sollten sie auch heute und über die Kur hinaus anwenden. Versuchen Sie auch möglichst viel von der Gelassenheit und Ruhe mit in den Alltag zu nehmen, und wenden Sie Ginseng, Ginkgo, Kava-Kava etc. auch zukünftig an. Probieren Sie außerdem weitere Nervennahrung aus, die Sie in diesem Ratgeber finden. Für einen richtigen Ruhetag empfiehlt sich ganz besonders die Akupressurübung »Meer der Ruhe«. Diesen Akupressurpunkt sollten Sie etwa 30 Minuten lang sanft drücken und massieren.

Natürlich wird Ihnen eine einwöchige Kur allein nicht dauerhaft gesunde Nerven geben. Bauen Sie immer wieder entspannende Übungen in Ihren Alltag ein, und ergänzen Sie Ihre Ernährung mit besonders nervenstärkenden Lebensmitteln und Reformhausprodukten.

Sich ganz auf seinen eigenen Atem besinnen, zu sich kommen, loslassen und abschalten. Genießen Sie es regelmäßig, endlich einmal Ruhe zu finden und wieder neue Kräfte zu sammeln.

Impressum

Der Südwest Verlag ist ein Unternehmen der Verlagshaus Goethestraße GmbH & Co. KG.
© 2000 Verlagshaus Goethestraße GmbH & Co. KG, München

Redaktion: Dr. Marion Onodi, Jutta Friedrich

Projektleitung: Jutta Friedrich

Redaktionsleitung und medizinische Fachberatung: Dr. med. Christiane Lentz

Bildredaktion: Sabine Kestler

Produktion: Manfred Metzger (Leitung); Annette Aatz; Dr. Erika Weigele-Ismael

Umschlag: Heinz Kraxenberger, München; Till Eiden

Layout: Wolfgang Lehner

Satz: Mihriye Yücel

Druck: Color-Offset, München

Bindung: R. Oldenbourg, München

Printed in Germany

Gedruckt auf chlor- und säurearmem Papier

ISBN 3-517-07829-8

Über den Autor

Hans Wagner hat Landwirtschaft studiert und eine journalistische Ausbildung absolviert. Seit 20 Jahren ist er Medizinjournalist. Sein Spezialgebiet ist die Wiederentdeckung traditionellen medizinischen Wissens und bewährter Hausmittel. Er ist Autor zahlreicher Beiträge in Zeitschriften und Fachblättern und hat mehrere Bücher über naturheilkundliche Themen veröffentlicht.

Literatur

Lentz, Dr. med. Christiane/Oberbeil, Klaus: Obst & Gemüse als Medizin. Südwest Verlag. München 1999
Wagner, Hans: Wein – Heilkraft der Natur. Ludwig Verlag. München 1998
Wagner, Hans: Hausapotheke Heilende Öle. Ludwig Verlag. München 1998
Wagner, Hans: Natürlich heilen mit Zink. Südwest Verlag. München 1998
Zittlau, Dr. Jörg/Helfferich, Michael: Heilpflanzen unserer Heimat. Ludwig Verlag. München 1997

Hinweis

Bildnachweis

Albrecht Dirk, Meinerzhagen: 64, 68, 72; Bavaria, Gauting: 11 (Custom Medical); Botanik-Bildarchiv Laux, Biberach: 30, 37; Posselt Olaf/Schoenenburg Ute, München: U1; Südwest Verlag, München: 1, 57, 86, 91 (Jump/K. Vey), 18, 20, 50 (K. Newedel), 24 (Tunger/Schoenenburg), 46 (S. Sperl), 76 (Ch. Kargl), 84, 93 (M. Nagy); Tony Stone, München: 4 (BPS/Robert Brons), 8 (Philip & Karen Smith), 17 (Reza Estakhrian), 60 (Linnea Lenkus)

Sachregister

Anwendungen und Rezepte